Un grosso saluto e Benvenuto/a

Congratulazioni per aver preso la decisione di leggere questo libro, per aver deciso di non abbassare la testa e per aver scelto intelligentemente la strada della consapevolezza!

Ebbene sì, sei o siete arrivati purtroppo a sentire una frase che mai avreste voluto ascoltare in vita vostra:

"Per la vostra coppia dobbiamo purtroppo parlare di infertilità!"

(Aggiungerei però... <u>forse solo allo stato attuale!</u>)
La diagnosi arriva dura e fredda, come un grosso macigno sugli speranzosi futuri genitori mettendo in crisi così il progetto di famiglia e spesso, con il tempo, incidendo negativamente anche sull'intesa e sul desiderio sessuale di entrambi i partners.
Ciò che si dava per scontato e sicuro diventa invece un problema ed un dramma per la coppia.
Saranno probabilmente già passati oltre due anni dall'avere rapporti non protetti e mirati con il/la partner e la gravidanza purtroppo non si palesa: i test eseguiti con ansia sono sempre negativi.
Vi sarete chiesti e vi starete chiedendo sicuramente:

"Perchè proprio a noi??
Saremmo i genitori perfetti! Ci amiamo, non abbiamo problemi economici, abbiamo casa e lavoro.. perchè proprio a noi?".

1

E così crollano le certezze, i sogni, le aspettative e spesso la solidità di una sperata famiglia allargata.

Ma perchè i figli non arrivano?

E' un problema transitorio e facilmente superabile o c'è qualcosa di più grave nel corpo di uno o entrambi i partners?
Ebbene, a questo punto, nell'interesse della propria salute o di quella del proprio partner converrà sicuramente indagare e non occorrerà mai rassegnarsi.
C'è sempre e sicuramente qualcosa che non va all'interno della coppia o anche nel corpo del singolo aspirante genitore, questo è certo: *uno dei più utili e necessari meccanismi di difesa del corpo umano è quello di evitare di "servire e nutrire" gli organi non vitali (i testicoli o le ovaie ad esempio) in caso di mancanze o problemi più seri in altre parti del corpo stesso o in altri organi!*
In altre parole: il corpo trascura gli organi riproduttivi, perchè non sono vitali quando è impegnato a contrastare altri problemi in altre zone del corpo stesso.

Considerate dunque, cari aspiranti genitori, tale fase della vostra vita e questo grosso problema **come un segnale**, perchè il fatto di essere momentaneamente infertili significa che il il vostro corpo, il vostro rapporto e/o o la vostra psiche al momento probabilmente non funzionano per come si deve e per come natura li ha creati o non si trovano nel giusto equilibrio!
Con questa affermazione non si vuole creare allarmismo non si vuole gettare benzina su un fuoco

già acceso ma sarà bene non restare a guardare ed uscire da quella zona grigia rappresentata dalla routine dei rapporti mirati e dalla rassegnazione passiva alle tecniche artificiali di fecondazione, sempre se sarete pronti a guardare oltre.

<u>Tutti, salvo rari casi di problemi congeniti o malattie gravi nasciamo con la possibilità di procreare</u>, sia uomini che donne, tutti!
La natura ha previsto questa possibilità per noi esseri viventi, ma purtroppo il problema dell'infertilità sta diventanto oggi sempre più vasto, diffuso e complesso. Sempre più coppie si stanno confrontando e scontrando con tale impedimento, sempre più coppie, alcune decisamente controvoglia, decidono oggi di rivolgersi a strutture private o ospedaliere per intraprendere percorsi <u>lunghi, snervanti e costosissimi</u> di fecondazione artificiale assistita, tra l'altro spesso non risolutivi con un solo tentativo.

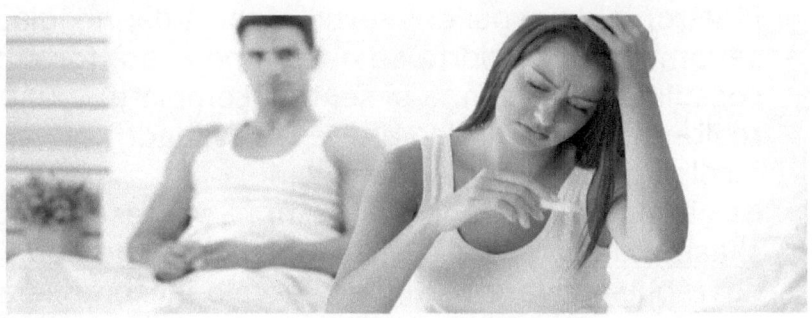

In questa sede spiegheremo invece, nel limite del possibile, come tentare di non arrivare per nulla alla fecondazione artificiale <u>ottenendo in aggiunta grossi</u>

miglioramenti nella sfera psicofisica della coppia e del proprio corpo, e maggiormente sarà l'uomo a beneficiare del percorso perchè ahimè spesso il problema purtroppo parte da lì.
La fecondazione assistita, anche se a volte utile perchè unica soluzione per avere un figlio contribuirà certamente e spesso alla perdita di parecchia fiducia in se stessi e ciò peserà in molti casi maggiormente sul maschio.
E' duro sentirselo dire, ma è così!
L'uomo, il maschio, il sesso forte, spesso si sentirà sminuito, deluso, perchè non è riuscito e non riesce a "mettere incinta" naturalmente la propria donna.

Ma mai disperare, non tutto sarà perduto! In questo libro con una lucida e lineare introspezione cercheremo di capire cosa c'è che non va.
Suppongo che insieme alla vostra compagna/o siete arrivati ad un livello di disperazione tale da avere continui litigi in casa, scarico di responsabilità l'uno sull'altra e magari anche voglia di mettere fine alla vostra unione perchè i figli non arrivano.
E' vero, la diagnosi di infertilità potrà danneggiare seriamente il rapporto se questo non sarà fortemente consolidato. La donna si sente incompleta, è una realtà, alcune arrivano a dire (sbagliando) al partner: è colpa tua se i figli non arrivano.
Le giornate diventano così sempre più tese e uggiose, si aspetta con ansia il periodo del ciclo che non dovrebbe arrivare ma invece eccolo inesorabile a gettarvi nella rabbia e nello sconforto.
Tenderete così sempre più ad isolarvi dalle altre coppie con figli, e non appena ne vedrete una vi chiederete e richiederete in lacrime: *Anche noi, perchè noi no??*"

Allora, se non sarete forti il rapporto si raffredderà inesorabilmente giorno dopo giorno, aumenteranno depressione, malesseri e senso di sfiducia, e vi domanderete spesso: *"Anche se di norma andiamo d'accordo e continuiamo ad avere rapporti sessuali più o meno soddisfacenti ci basteremo l'un l'altra?"*
In casi gravi come dimostrato da alcune ricerche potrebbero subentrare problemi psico-fisici come disfunzione erettile o vaginismo nella donna.
Ma se davvero il vostro amore è grande e ci tenete alla vostra coppia **non dovrete mollare!**
Fatevi qualche domanda: rinuncerete per sempre all'idea di diventare genitori naturalmente o proseguirete per altre vie, poco costose, naturali e spesso risolutive?
Fate pure adesso insieme al vostro compagno/a od anche nel vostro intimo dei bei pianti, ma non di disperazione, bensì di sfogo perchè stiamo per intraprendere un illuminante cammino di consapevolezza e benessere!

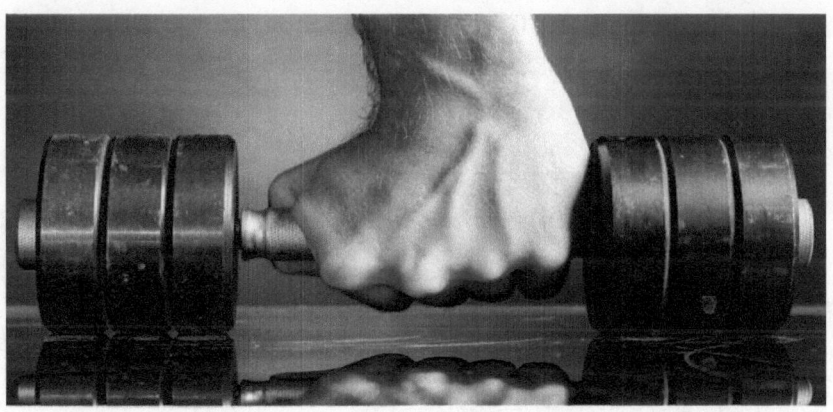

Si comincia!

Ebbene, intanto vogliamo dirvi: se prenderete la decisione di leggere insieme questo libro, cari aspiranti mamma e papà rilassatevi il più possibile, respirate bene e profondamente. Il rimedio alle vostre sofferenze ci potrà essere, statene certi.

Se sei invece tu, unico ometto ad aver intrapreso coraggiosamente la strada della lettura e della consapevolezza o questo libro ti è arrivato nelle mani grazie all'arguzia della tua donna ritaglia pure uno spazio in assoluto relax e cerca di cogliere appieno l'essenza di questa lettura: il raggiungimento dell'obiettivo di avere un figlio naturalmente potrebbe non essere lontano.

Noi ti aiuteremo senz'altro, e come detto sopra ci concentreremo maggiormente su te uomo.

Perchè è vero: l'infertilità viene sempre inquadrata come un problema di coppia ma spesso la causa fisiologica maggiore secondo statistiche e studi aggiornati è spesso da attribuire all'uomo.

Con questo non si vuole assolutamente colpevolizzare questo sesso. Abbiamo a ragione riportato un dato statistico, ahi noi purtroppo reale.

Se sei una donna invece, sappi che questo libro sarà il più bel regalo che tu possa aver fatto al tuo uomo. Lo ami, e lo ami sul serio!

Agirai così in suo favore dimostrandogli tutto il tuo amore e quanto tu tenga veramente al vostro rapporto e al sogno di allargare la famiglia insieme a lui, solo insieme a lui.

Ma intanto, per favore ti invito da subito a cambiare strategia ed atteggiamento: NON COLPEVOLIZZARE assolutamente il tuo uomo, sii compresiva ed amorevole con lui e la strada sarà "molto più in discesa", te lo assicuro.

Insieme a lui dovrai intraprendere un illuminante percorso unanime che spero vi aiuterà a coronare il vostro sogno d'amore.

E tu ometto preparati adesso a sfoderare il tuo orgoglio da maschio virile perchè i "soldati" presenti nei tuoi testicoli si prepareranno ad un grande e grosso miglioramento.

Forza allora!!

E' arrivato il momento di sollevare la testa e non restare inerti e in balia dei medici anche se ci dicono che la fecondazione artificiale sarà l'ultima spiaggia.

"L'elemento interessante delle persone intelligenti, non omologate, e riflessive, è che potrebbero sembrare pazze alla gente stupida!"

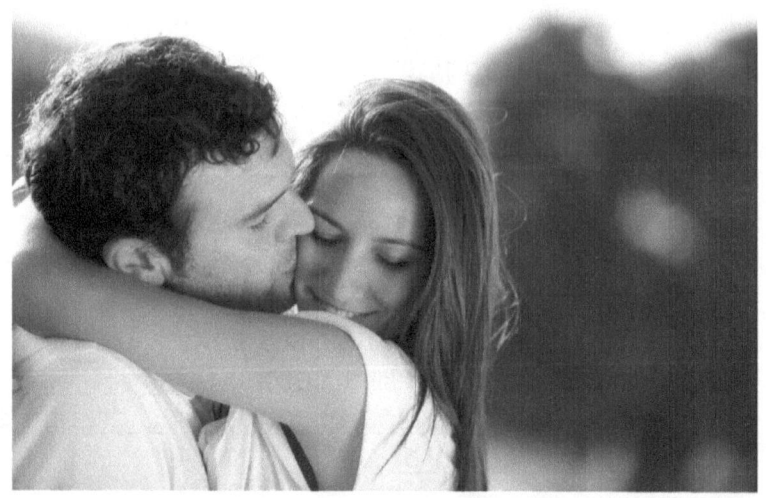

Un figlio è una gioia e un regalo che va al di là di ogni bene materiale, al di là di ogni litigio nella coppia, al di là di ogni somma di denaro o bene materiale voi possediate per cui se sarete in grado di cogliere l'essenza di questo libro potrete, speriamo presto abbracciare il frutto del vostro amore.
Ma andiamo per ordine cominciando da subito il percorso.

Una volta che la donna si sarà sottoposta alle visite di routine presso il ginecologo/a di fiducia e l'esito di tali visite sarà stato negativo, con assenza quindi di infezioni, cisti ovariche molto impattanti, normale ovulazione, e fisiologica aperture delle tube ovariche allora sarà davvero il momento che il maschietto prenda seri provvedimenti per non vedere tracollare la sua virilità ed il suo stato di uomo fertile.
Se invece la donna riscontrasse i problemi sopracitati od anche ormonali affianchi pure le terapie mediche

prescritte dal suo curante o professionista di fiducia alla lettura di questo libro perchè il percorso ivi riportato gioverà sicuramente a riequilibrare anche il corpo femminile rendendolo più "reattivo".

Considerate questa guida nuova ed illuminante, futura mamma e papà perchè vi sveleremo a seguire dei concetti che sicuramente sconoscete o peggio sottovalutate.

Non sappiamo al momento a che punto del percorso voi siate, se avete mai sentito parlare di spermiogramma (analisi del numero, morfologia e motilità degli spermatozoi), spermiocoltura (analisi delle possibili infezioni dello sperma) e potere fecondante del liquido seminale.

Non ci vogliamo sostituire al parere dei medici né alla medicina tradizionale ma con i consigi contenuti in questo libro aiuteremo sicuramente ad accrescere il Vostro livello di consapevolezza, aiuteremo sicuramente ad implementare tutti i parametri dello spermiogramma maschile in modo da ottenere dai propri spermatozoi un potere fecondante adatto al concepimento e riequilibrando in aggiunta il corpo di entrembi i partners.

Prendete intanto tutto il tempo che vi serve, considerando questa guida il vostro piccolo segreto.

Qui non ci sarà frenesia: il lavoro, il capo o i colleghi che non digerite, il sono in ritardo, la scuola, la spesa, le bollette, il mutuo, il medico, l'uscita obbligatoria con amici che magari non vi piacciono, la palestra, sudare....niente di tutto questo.

Qui saremo in una stanza aperta in riva al mare o seduti in mezzo al verde, assolutamente rilassati.

Il primo consiglio che diamo alle donne, qualora il loro apparato riproduttivo risulti sano alla visita

ginecologica è quello di <u>NON CURARE</u>
<u>ASSOLUTAMENTE L'IGIENE INTIMA PIU' DI 2 VOLTE</u>
<u>AL GIORNO</u>.
Avete capito bene! Aggredire la vostra vagina con detergenti e acqua clorata (perchè sia chiaro che tranne che si abiti in campagna dove si avrà acqua pura e non trattata proveniente da una propria sorgente, l'acqua che esce dai rubinetti delle nostre case è <u>trattata massivamente con l'utile ma spesso</u> <u>dannoso e aggressivo cloro</u>) più volte al giorno renderà l'ambiente vaginale ulteriormente acido ed inospitale per gli spermatozoi del vostro uomo. Questi una volta giunti in loco non avranno vita lunga.
L'igiene intima nel periodo post o pre ciclo andrà curata esclusivamente la sera prima di andare a letto e al mattino appena alzate e **solo con tanta buona acqua corrente**, null'altro.
Abbandonate pertanto ogni tipo di sapone "miracoloso" perchè anti-candida o anti-prurito o antibatterico. La vagina per sua natura ha già una microflora equilibrata, perfetta e adatta a combattere gli agenti patogeni esterni, tranne che siate <u>fortemente debilitate o abbiate un ambiente interno</u> <u>fortemente acido</u>. (Di questo fondamentale argomento parleremo più avanti).
Cospargete al massimo la vagina alla sera con dello yogurt bianco magro (è ricco di batteri buoni) per poi lavarvi dopo 10 minuti con semplice acqua corrente.
Inoltre cara donna, anche se sei fertile sarà bene che osservi stili di vita sani (continua pure la lettura) con leggera attività fisica ed eliminazione il più possibile di ogni forma di stress.
<u>Si continua adesso, con grinta e ottimismo!</u>
Avere un ottimo spermiogramma significherà migliorare sensibilmente lo stato di salute dell'intera

persona, sappilo.

Come vedi inoltre i testicoli si trovano in un ambiente "esterno" del tuo corpo, questo perchè hanno bisogno di una determinata temperatura, diciamo più "fresca" rispetto al resto del corpo o alla zona pelvica, per funzionare adeguatamente e tenere in vita più a lungo i tuoi spermatozoi.

Poi spesso inizialmente i problemi ai testicoli, anche se presenti, sono asintomatici, come quelli alla prostata d'altronde (in questo libro sentirai spesso parlare di questa ghiandola).

Magari ci si accorgerà di problemi a tali organi proprio in occasione della ricerca di una gravidanza, lo dicono le statistiche.

Se i figli non arrivano sarai probabilmente e oramai, da parecchi mesi, se non da qualche annetto preda di malesseri fisici, disturbi e paure varie piu' o meno debilitanti che hanno comportato e comportano tutt'oggi disagi e dispendi di energie tali da rovinare gran parte delle tue giornate. Sarai sempre più preso da dubbi, pensieri, interrogativi perchè appunto la gravidanza non si manifesta e quale ne possa essere la causa.

Coraggio tuttavia, mai disperare, sii sempre positivo, e ricorda poi che sei il sesso FORTE della coppia e da adesso lo dimostrerai in maniera egregia!

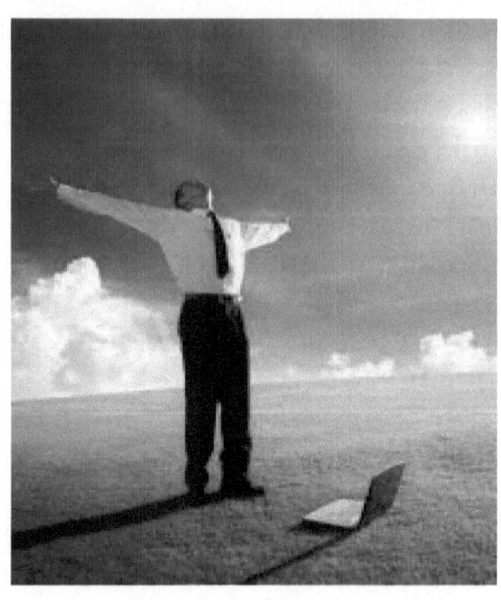

Ti consiglio di inquadrare intanto questo problema più o meno legato al potere fecondante del tuo spermiogramma ad uno stato, ripetiamo, in cui il tuo corpo purtroppo non funziona come dovrebbe.
Scordati per adesso la quantità di spermatozoi riscontrata all'ultimo esame, se lo avessi fatto, e abbandona le cure a base di antibiotici per una presunta infezione se fin'ora non avessero dato risultati.
L'unico esame diagnostico che dovrà essere valutato attentamente sarà una **ecografia ai testicoli per escludere problemi più gravi.**
In caso di anomalie a tali organi dovrai affidarti subito ai medici e professionisti del settore e seguire le cure da loro indicate. Se starai invece seguendo le cure mediche tradizionali contro presunte infezioni all'apparato riproduttivo, sappi che gli antibiotici

turberanno questo per almeno tre mesi riducendo così numero e motilità degli spermatozoi per un tempo piuttosto lungo. Un bravo medico ti avrà per forza dovuto informare di ciò.

Procedendo in altra direzione così si aiuterà l'intero corpo e di conseguenza tutto il sistema riproduttivo a riprendere a funzionare da subito nel modo giusto se le cure tradizionali non avessero ancora dato esito. Ricordati che gli spermatozoi sono cellule particolari, sono cellule altamente specializzate del nostro corpo considerate un "di più" una parte non utile qualora vi siano probelmi più gravi, lo abbiamo scritto sopra. Sappi che il corpo prima ripristina poi sovra-compensa.

"Uno dei più utili e necessari meccanismi di difesa del corpo umano è quello di evitare di "servire e nutrire" gli organi non vitali in caso di mancanze o problemi più seri in altre parti del corpo stesso o in altri organi!"

Ricordi quanto detto all'inizio?

Quindi prima di produrre questo "di più", questo "non vitale" rappresentato dagli spermatozoi si dovranno curare altri danni o scompensi o disequilibri presenti all'interno del corpo stesso. Prenditi un attimo e rifletti per favore su questo.

Alla fine solo se il tuo corpo starà completamente bene ed in salute si occuperà di produrre poi queste cellule specializzate che sono gli spermatozoi, produrle sane e tenerle in vita il più possibile.

Il percorso di guarigione (perchè di guarigione parleremo) potrà essere anche piuttosto lungo, dipende dai danni che le abitudini errate, i farmaci di sintesi, l'alimentazione non sana e gli stili di vita scorretti avranno creato in te ma non sarà impossibile guarire o migliorare il proprio stato.

Ci potranno essere tuttavia e ci saranno durante il percorso grossi peggioramenti o comparsa di nuovi sintomi ma come spieghieremo più avanti la medicina naturale chiama questi fenomeni: **Crisi di guargione.**

Questa piu' che una guida, caro lettore, deve essere interpretata (e lo diciamo senza presunzione) come una sorta di Vademecum per il Benessere e la Vita che dovrà avere lo scopo ulteriore di migliorare in toto la qualità di vita dell'uomo che la legge affrontando solo qualche piccolo sacrificio e piccoli ma importanti cambiamenti nelle abitudini assolutamente attuabili ma che ricompenseranno ampiamente in termini di salute oltre a permettervi di coronare il vostro sogno e raggiungere il tanto agognato scopo.

Ciò che scriviamo di seguito è frutto di studi approfonditi, esperienze documentate, seguito di colloqui e visite presso medici specialisti, nutrizionisti, naturalisti e indagini continue su libri e pubblicazioni scientifiche che trattano l'argomento. Abbiamo consultato e confrontatoci con esperti di omotossicologia e medicina allopatica e naturale.

Diciamo che si è studiato e sperimentato quasi tutto lo scibile al momento in materia di concepimento naturale e/o disturbi correlati.

Potrai dunque abbandonare le snervanti e costose cure (parliamo di quelle palleative, non delle vere cure mediche importanti se ne starai seguendo) se queste non avessero dato risultati ma soltanto dedicarti all'aumentare il livello di conoscenza del tuo corpo per mirare al tuo benessere.

Comincia ora anche soltanto a immaginare che il tuo corpo e soprattutto i tuoi testicoli e la tua Prostata guariscano avviando il processo di rigenerazione e disinfiammazione proprio dall'interno e non dall'esterno con l'assunzione di Farmaci.

Ricorda che anche la mente giocherà un ruolo importante, anzi sappi <u>preponderante</u> nella ricerca di un figlio, perciò sii più o del tutto ottimista!!

Occorrerà intanto entrare in una certa forma mentis per percorrere la "benessere road", e noi lo faremo egregiamente insieme. Dopodiché scoprirai che questo "passaggio" ti sarà stato utile per elevare il tuo livello di <u>conoscenza, la conoscenza del tuo corpo, della tua mente e perchè no dei tuoi limiti</u>, considerando questo problema dell'infertilità solo un'evenienza che ti potrà rendere più forte.

Sempre se sarà arrivato il tuo momento e sarai pronto/a!

Nella vita nulla avviene per caso, nessun incontro è fortuito. Le persone e gli avvenimenti che compaiono durante il nostro cammino nascondono sempre importanti motivi, significati e spiegazioni. A volte anche solo conoscere una persona, passare per una strada, leggere un libro potrà contribuire ad una svolta e lasciare un segno.

Da ora in poi come anticipato all'inizio sentirai spesso parlare di **<u>Prostata</u>, non solo di spermatozoi e testicoli.**

Andremo infatti a fortificare proprio questi organi che dovranno aiutarci nei rapporti sessuali, che dovranno dare vita e nutrimento ai nostri spermatozoi e permettere alle nostre urine e al nostro sperma di fluire liberamente e non a getto intermittente e/o difficoltoso come durante un'infiammazione. Faremo in modo che allo stesso tempo la prostata diventi più forte, essa dovrà alzare una potente barriera contro tossine, batteri, virus e agenti patogeni che potrebbero causare malattie ben piu' gravi e che allo stesso tempo sappia metabolizzare e liberarsi dei radicali liberi prodotti dall'infiammazione causata da errati stili di vita, e soprattutto dalle emozioni negative.

E' anche la prostata un organo chiave o meglio una ghiandola chiave, è lei che dovrà mantenere in vita, nutrire e rendere forti e vitali i nostri spermatozoi salvo i rari casi in cui i testicoli non li producano affatto.

Per cui se rientri tra gli uomini che producono spermatozoi, anche se pochi continua la lettura: **Non ti precludere la possibilità di diventare padre naturalmente, NON MOLLARE**!

Una prostata infiammata sappi che caricherà il liquido seminale di una quantità tale di batteri e radicali liberi che gli stessi spermatozoi avranno difficoltà a sopravvivere. Molti di essi, come dimostrato dalla lettura di un semplce spermiogramma avranno malformazioni a coda o testa, pochi anche se sani arriverano a sopravvivere in una vagina femminile e pochi potranno quindi risalire le tube ovariche per tentare di annidarsi prima nell'ovulo e poi nell'utero della tua donna.

Voglio anche e soprattutto sottolineare che le emozioni negative, i dispiaceri o le repressioni fisiche e/o nel carattere causano le malattie e soprattutto la infiammazione a prostata e testicoli se scarichi su essi ansie o paure, lo sapevi?

Non sottovalutare come detto la mente e la psiche ed impara a rilassarti più spesso. Anche questo giocherà un ruolo fondamentale per la guarigione e/o il raggiungimento di una gravidanza. Impara ad essere

ottimista e staccare la spina ritagliando i tuoi tempi.
Se sono presenti tensioni di coppia o anche familiari in
generale **CERCATE ASSOLUTAMENTE di risolverle**.
Le ripicche o gli scarichi di responsabilità sono un
nonnulla in confronto dell'amore che potrà darvi la
vostra creatura se arriverete a crearla.
Lavorate a fondo su questo, abbandonate gli odi o i
rancori, ciò è consigliato vivamente per mantenere il
giusto equilibrio, la giusta intesa di coppia.

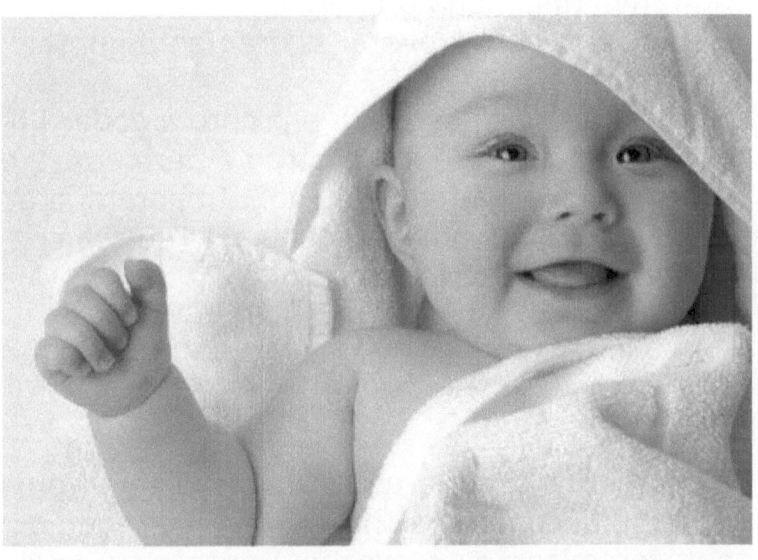

Superate ogni conflitto esistente tra di voi o tra le
vostre famiglie. Ciò porterà molta più tranquillità ed
intesa nella coppia e vi aiuterà nel vostro scopo.
Allontanate le negatività!
Se pensi alla malattia, la malattia arriverà, se pensi
alle negatività, queste ti assaliranno. Comincia a
riflettere spesso e pensare se c'è qualcosa che ti
turba, ti spaventa o crea incertezze nella tua vita e

fatto ciò studia il più possibile per risolvere questo ed ogni conflitto interiore o esterno ti attanagli. A tutto c'è rimedio. Non reprimere assolutamente le tue emozioni. Se ti va di piangere piangi, se ti va di gridare grida, liberati dal nodo che tieni dentro allo stomaco e vivi veramente. Ci sono baci che vanno dati, persone che vanno abbracciate, parole che assolutamente vanno dette, follie che vanno fatte. Il rimpianto o il magone per non aver fatto quanto desiderato potrebbe essere devastante rispetto al tentativo di almeno provare ciò.

E In questo libro troverai sicuramente numerosi spunti a riguardo.

Diventerai più riflessivo/a e pronto a goderti ogni istante perchè sarà il tuo corpo a permetterti ciò essendo "più reattivo alla vita". Imparerai a godere del "Qui ed ora". Vedrai così la vita stessa con un occhio diverso, te lo assicuro.

Tutto è superabile ma solo con il giusto atteggiamento!

Evita inoltre di parlare dei tuoi problemi. Non andare in cerca di comprensione, perché il bisogno di autocommiserarsi provocherà ancora più infelicità, prendi invece in mano la situazione e vira in tuo favore cambiando strategia. Vinci l'impulso di esagerare le difficoltà, perché non faresti altro che peggiorare la situazione. Alcuni sostengono che parlare di una sofferenza guarisce: non crederci.
<u>Il sangue attirerà gli squali!</u>
Se viene piantato il seme di un problema, diventerà un albero. Se parli di malattia o di scarsità di denaro, oppure di amicizia e/o di libertà, quello che dici è

proprio ciò che otterrai. Sradica tutti questi discorsi. I discorsi negativi sono come trappole per orsi che scattano contro qualunque ignara preda si avvicini. Il dolore che proveresti sarebbe insopportabile, perciò tieniti lontano. Parla invece di ricchezza, prosperità e di cose buone e tutto ciò sarà tuo...!

E adesso Buona Lettura!

Cominciamo con tre frasi fulcro da analizzare per essere sulla giusta strada e guarire da molti dei malesseri che accompagnano gli esseri umani soprattutto in fase di malattia, di cui la prima è *FONDAMENTALE*:

-1 PRIMA DI CERCARE LA TUA GUARIGIONE CHIEDITI SE SARAI DISPOSTO A RINUNCIARE A CIO' CHE TI AVRA' FATTO AMMALARE. (IPPOCRATE 460 A.C- 370 A.C)

-2 DEVI RISPETTARE LA NATURA E TORNARE AD UNO STATO PIU' VICINA AD ESSA PER GUARIRE.

-3 LOTTA PER CIO' IN CUI CREDI, ACCETTA QUELLO CHE NON PUOI CAMBIARE ED ALLONTANA CIO' CHE TI FA STAR MALE.

Ebbene si, è cosi che si comincia. Niente di difficile, farsi una importantissima domanda, e fidati che ne avrai di interrogativi durante la lettura di questo libro, e curare Corpo e Mente!

Nella prima frase abbiamo citato inoltre Ippocrate, il padre della medicina. Egli diceva:

"Le cose sacre (la medicina) non devono essere insegnate che alle persone pure; è un sacrilegio comunicarle ai profani prima di averli iniziati ai misteri della scienza."

Egli credeva inoltre che solo la considerazione dello stile di vita del "malato" permetteva di comprendere e sconfiggere la malattia da cui era affetto. Se tale prospettiva è tutt'oggi diciamo tipica della pratica medica, la ricchezza degli elementi che Ippocrate chiamava in causa (dietetici, atmosferici, psicologici, perfino sociali) suggerisce un'ampiezza di vedute che raramente sarà in seguito praticata dalla medicina allopatica.

In questo libro non faremo quindi come i medici che ti prescrivono il farmaco senza aver indagato sulla vita del malato, e poi qui non prescriveremo farmaci. Analizzeremo invece ogni aspetto e stile di vita per andare a scovare gran parte delle cause della "malattia".

Alla fine della lettura eleverai il tuo stato a quello di "puro", come diceva Ippocrate perchè prenderai coscienza di tanti retroscena, che forse fino ad oggi sconosci o peggio sottovaluti.

Imparerai a rapportarti con occhio diverso ai medici e a decidere quale sia la vera strada da percorrere per evitare o sconfiggere un disturbo o una malattia. Tornando al nostro obiettivo, magari molti medici vi avranno già allargato le braccia inviandovi alla via della fecondazione assistita come ultima spiaggia per avere dei figli.

"Bene, magari visto l'età ne fecondiamo due di ovuli e così avrete due gemelli..."

Facile per i medici, veloci "procreatori" vero?
Soprattutto in vista delle 5000-6000 euro da incassare
per ogni tentativo di fecondazione (parliamo per le
strutture private).-

Dal canto mio sono contrario a questa tecnica se non
nei casi dove sia proprio necessaria.
E a tal proposito voglio dirti, caro maschietto, che
finchè vedrai nel tuo spermiogramma anche un solo
gruppo isolato di spermatozoi in buono stato ma in
numero a detta dei medici non sufficente per un
concepimento Tu continua a crederci, sempre!
Ne basta uno solo per arrivare allo scopo uno solo .
Questo già lo saprai, e tienilo sempre in mente!.
Il figlio potrà arrivare anche naturalmente, e poi
perchè non provare utilizzando consigli naturali, cosa
c'è da perdere?

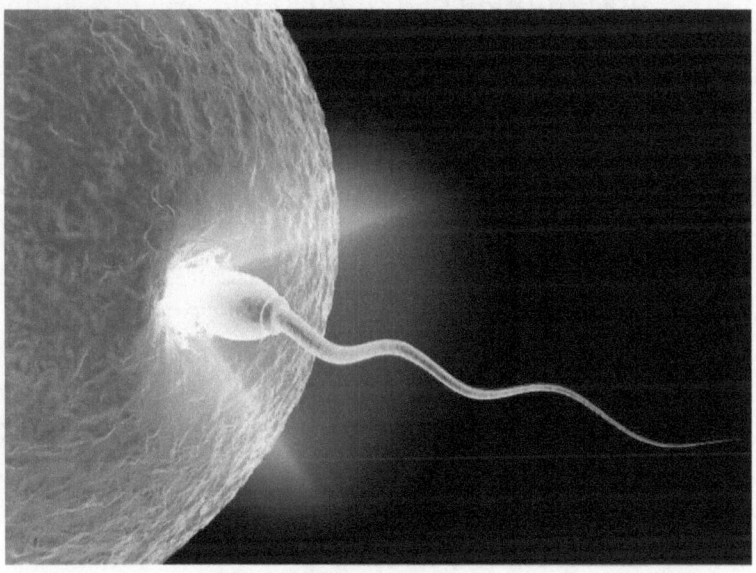

Abbandonate quindi lo stress dei rapporti mirati, gli orari, l'ovulazione, la luna, le maree, i test e altri rompicapo che porteranno solo ulteriore malessere e costrizioni.
Fate l'amore liberamente senza tabù e ogniqualvolta ne avrete voglia, con passione e senza privarvi di nulla e dico di nulla.
Tu maschio metti in campo tutte le possibili fantasie, tutto ciò che ti aiuti ad esplodere in un orgasmo pieno e soddisfacente sia per te che per la tua partner, e tu donna, sii la perfetta complice, la perfetta ragazza che magari il tuo uomo idealizza. Parlatene liberamente: i tabù, le vergogne e le restrizioni non servono, soprattutto a letto!

Diamo ora un primo ed efficacissimo consiglio per la coppia in cerca di una gravidanza possibilimente naturale.
Vi sembrerà una cosa di poco ma se ci ragionate bene su vedrete che ha una base di effettiva verità scientifica perchè sfrutta un semplicissimo fenomeno fisico: la gravità.
Il consiglio primario, per la donna sarà quello quindi di posizionarsi, dopo l'eiaculazione ricevuta dal proprio partner con le gambe sollevate e appoggiate al muro o al supporto del letto in modo che il sedere stia ben sollevato. Potrete aiutarvi anche con uno o più cuscini posizionati sotto il sedere. Tale posizione eviterà la perdita di preziosi "soldatini" utili alla battaglia per il concepimento naturale aiutandoli a risalire lungo l'ovaio. Magari lo avrete sottovalutato ma tale azione sarà un prezioso ausilio per il vostro scopo.-

Si continua armati del giusto entusiasmo:

Prima di addentrarci alla lettura completa di queste pagine vorrei ripeterti: cerca di rilassarti il più possibile. Ce la farai se ti impegni, basterà fermarti e lasciare ogni attività tu stia facendo o ogni pensiero ti stia assillando.

Comincia intanto a bere subito un buon succo di mirtillo. Non sto scherzando. Conoscerai sicuramente questo frutto. Bene da ora in poi consideralo un tuo fedele alleato.

Potrai recarti al piu' vicino bar o supermercato rifornito e chiedere un succo di questo prezioso frutto che sia possibilmente biologico, senza zuccheri aggiunti e rigorosamente a temperatura ambiente.

Il succo di mirtillo anche se rientra tra le categorie di alimenti acidificanti ha, di contro, numerose proprietà antiossidanti e quindi antinfiammatorie soprattutto per colon e prostata. Ti assicuro che ti donerà un immediato benessere. Sorseggialo pian piano gustandolo a denti stretti ed anche e soprattutto immaginando il bene che tale liquido apporterà a tali organi.

Eventualmente dopo un po' ti venisse un po' di acidità potrai prendere un po' di bicarbonato con succo di limone puro direttamente spremuto in bocca per poi bere abbondante acqua. Il limone assunto già da solo, fatta reazione con gli acidi dello stomaco regolerà il ph dello stesso in modo basico favorendo i naturali

processi di purificazione e disintossicazione del corpo oltre a fornire una ottima
dose di vitamine e minerali utili al corretto funzionamento del corpo.
Il limone e bicarbonato invece originando il composto chimico detto citrato dovrà da oggi essere un altro tuo alleato, ottimo fornitore di vitamine e proprietà alcalinizzanti e antinfiammatorie naturali. Fedele sostituto degli antiacidi da banco, costosi e dannosi di cui parleremo più avanti.

Da ora in poi caro maschietto considera tutta la frutta e i succhi ricavabili da essa dal caratteristico **colore rosso**, viola e arancione come preziosi amici che ti aiuteranno per il tuo scopo di cui più sotto daremo le giuste specifiche.
Penso che a questo punto tu abbia capito che lo scopo di questo libro sarà svelarti che in assenza di problemi femminili sopracitati, l'infertilità "idiopatica" , cioè senza causa apparente secondo molti esperti di omotossicologia non esiste. Puo' esistere una infiammazione di prostata o più raramente di testicoli nell'uomo che rende la vita degli spermatozoi alquanto difficile o degli squilibri ormonali che ne permettono una ridotta produzione. Perciò da ora in poi ci soffermeremo a prenderci cura di questi organi ed in generale tutto il corpo poi risponderà con un aumentato benessere e con il ripristino delle normali funzioni fisiologiche.

Gli esercizi pelvici

Immediata operazione da fare per <u>avere fin da subito un sollievo</u> ed accorgersi se la propria prostata sarà più o meno congestionata sarà quella di intercettare e allenare i misteriosi ed essenziali muscoletti che avvolgono la preziosa ghiandola e una volta scoperti, tramite essi massaggiarla.

Questi muscoli sono il collegamento tra la nostra nervatura e la Prostata. Proprio così, ed essi ci serviranno per cominciare a conoscere bene il Tallone d'Achille che comanda parte del benessere psicofisico dell'uomo.

E' una realtà infatti, la ghiandola è davvero e talmente preziosa e protetta che si trova in una posizione assolutamente strategica e preservata del nostro corpo. Basterà osservarne l'allocazione in una qualsiasi immagine di anatomia umana per rendersi conto di come si trovi nelle vicinanze di organi che rappresentano forza e vitalità per i maschi.

LA PROSTATA

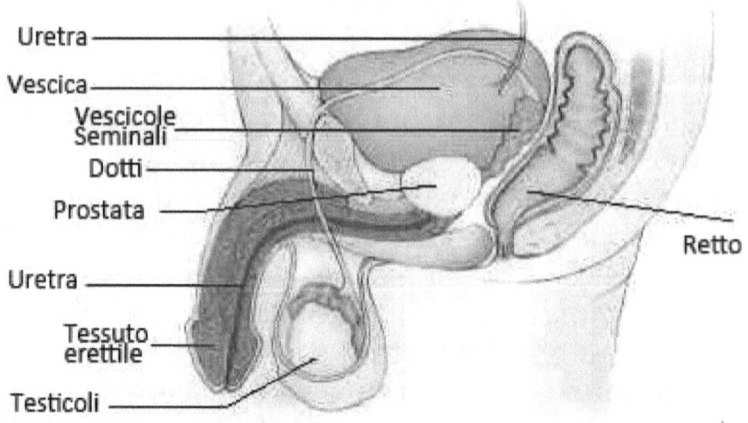

Uretra
Vescica
Vescicole Seminali
Dotti
Prostata
Uretra
Tessuto erettile
Testicoli
Retto

Sarà semplicissimo agire per
massaggiare/decongestionare la prostata e ciò dovrà
essere un'azione da svolgere anche piu' volte al giorno
per massaggiare e disinfiammare la ghiandola senza
l'aiuto dell'androgolo che con le manovre transrettali
farebbe la stessa cosa ma con un metodo diciamo un
poco più "invasivo".
Nell'immagine sopra vedete la ghiandola con un
contorno più o meno omogeneo e che somiglia ad una
piccola castagna. Durante un'infiammazione/infezione
acuta immaginate la prostata con rigonfiamenti più o
meno evidenti su alcune porzioni o interamente su di
essa. Bene, in seguito all'infiammazione si potrebbe
creare intorno alla prostata anch un edema o
rigonfiamento, che potrà
dare a seconda della zona interessata o un senso di
pesantezza al perineo (qualora l'edema sia localizzato

nella parte bassa) o dei fastidi e senso di calore in alcune porzioni o all'intero pube causando addirittura la curvatura del pene durante l'erezione.
In casi di infiammazione/infezione alla zona retrostante la ghiandola questa si propagherà ovviamente al retto e qualora il gonfiore sia eccessivo ciò potrebbe interferire con la normale defecazione.
C'è un collegamento tra colon retto e prostata ed il benessere dell'uno contibuisce a quello dell'altra, ne daremo specifica più sotto, andiamo per gradi.
Al momento preparati subito ad un istantaneo benessere e relax attraverso gli esercizi pelvici!
Rilassati intanto e se puoi prendi tutto il tempo che ti serve o rimanda l'azione ad un altro momento se non potrai dedicarle il giusto tempo.
Quando pronto recati in bagno e da posizione in piedi comincia ad urinare. Ad un certo punto trattieni il getto di urina; poi rilascialo di nuovo andare e poi ritrattienilo per un po' di volte. Alla fine svuota più possibile la vescica.
Ecco che dopo avere eseguito una o più volte l'operazione avrai intercettato quegli essenziali muscoletti pelvici proprio sopra il pene, importantissimi che avvolgono la ghiandola e che serviranno a massaggiare la stessa, a disinfiammarla e parlando in termini tecnici aiuteranno a svuotare le vescicole seminali di sperma infetto perchè carico possibilmente di batteri e radicali liberi dovuti all'infiammazione più o meno cronica.
Immagina con tale esercizio proprio di "strizzare" la tua prostata, che è più o meno l'operazione che fa l'andrologo durante l'ispezione rettale qualora il paziente accusi fastidi.
Una volta intercettati tali muscoli si procederà pertanto con il relativo massaggio anche piu' volte al

27

giorno senza però dover per forza urinare ogni volta, tuttavia è consigliato farlo ovviamente con la vescica vuota.

L'operazione si potrà fare da in piedi, da sdraiati o da seduti, basterà trattenere e rilasciare piu' volte i muscoletti, quando poi si sarà diventati bravi si potrà trattenere la muscolatura per 10-15 secondi per poi rilasciarla nuovamente.

Immagina con la mente che la prostata venga ben strizzata e liberata per bene dal liquido seminale contaminato e infiammato e che la stessa fatto ciò torni solida ed in forma e pronta a comandare in maniera egregia l'erezione durante i rapporti intimi. E' importante accompagnare a tale esercizio una giusta respirazione. Inspirando si rilasceranno ed espirando si contrarranno i muscoli pelvici.

Ripeto, prendi tutto il tempo che ti serve e dedicati a tale tecnica per risollevarti dai dolori e assaporare un po' di sollievo prima di continuare la lettura.

A piu' tardi!

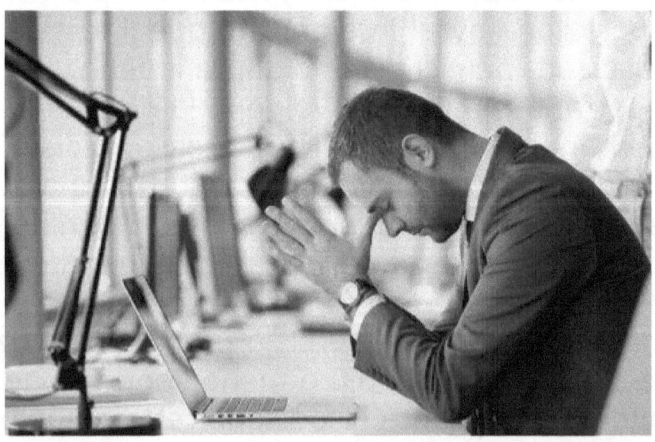

Fatto questo esercizio per più volte sarà utile conseguire un'eiaculazione per liberarsi letteralmente dallo "sperma infetto".

Se con partner raccomandiamo l'uso del preservativo. Fatelo magari in periodi lontani dall'ovulazione, penso conoscerete la tecnica del computo dei giorni fecondi e meno fecondi, c'è chi non ne tiene conto, esistono eventualmente in commercio dgli stick che indicano i giorni esatti dell'ovulazione femminile.-

Qualora tu maschietto non conseguirai un'immediata eiaculazione ed il tuo corpo sarà abbastanza disintossicato durante la notte sarà possibile il verificarsi di qualche polluzione. (Eiaculazione involontaria che ha luogo di solito durante il sonno).

Ci preme sottolineare inoltre in questa sede che l'eiaculazione **NON ANDRA' MAI TRATTENUTA E DICO MAI!**

Non chiedeterti possibilmente perchè hai una prostata infiammata se siete, insieme alla tua Lei simpatizzanti della "marcia indietro" nei rapporti intimi.

Cambiate l'uso del metodo contraccetivo. Il preservativo sarà l'ideale anche per preservare la partner durante un periodo di infiammazione/infezione acuta.

Tornando al discorso iniziato, gli esercizi pelvici sopracitati aiuteranno così gli edemi dovuti all'infiammazione, se presenti, a rientrare gradualmente e contribuiranno così al rimpicciolimento omogeneo della ghiandola. Le pareti interne che accolgono ed entro cui passa l'uretra (dove scorre urina e sperma) si rilasseranno e perciò urinare ed eiaculare sarà più facile e meno doloroso.

La vescica si svuoterà pian piano del tutto ed il senso

di dover andare continuamente o spesso in bagno qualora vi sia tale problema svanirà o si ridurrà sensibilmente.

Lo svuotamento completo della vescica eviterà di conseguenza il ristagno di urina al suo interno e quindi le infezioni ricorrenti scompariranno. Ma non aver premura. Occorreranno anche altri accorgimenti.

Un mondo di altre informazioni utili ti aspetta!

Abbandonate poi cari uomini tutti gli indumenti stretti e fate sempre in modo che la vostra zona pelvica sia sempre fresca e asciutta.

Come detto sopra i testicoli odiano il calore e di conseguenza il calore è nemico della fertilità!

Lo Zinco

Un altro elemento utilissimo in caso di forte infiammazione alla prostata e Colon ed in caso di infertilità è lo Zinco.

Come vedi parliamo dei due organi simultaneamente perchè il benessere dell'uno implicherà come detto per la vicinanza quello dell'altro.

Studi medici collegano addirittura la carenza di questo minerale ad una predisposizione ad infezioni, malattie ed infiammazioni di Prostata e Colon. Una ricerca, pubblicata sul "Journal of Nutritional Biochemistry", ha evidenziato, infatti, che anche una modesta carenza di questo micronutriente essenziale che è lo zinco renderà l'intestino o la prostata più fragili nei confronti degli stati infiammatori. Poiché questo metallo buono è coinvolto in moltissimi processi biochimici, un suo insufficiente apporto con la dieta o una carenza potrà contribuire allo sviluppo di altre patologie, tra cui le malattie cronico-infiammatorie dell'apparato gastro-intestinale come il morbo di Chron.

Un organismo debilitato e stressato come quello di molti individui oggi giorno è quasi sempre carente di Zinco. Unghie e capelli fragili, eruzioni cutanee, piedi maleodoranti ,disturbi di umore o visivi, difficoltà digestive, problemi prostatici, infertilità e molti altri potranno essere gli indicatori di una carenza di Zinco nel proprio corpo. Un eccesso di tale microelemento solitamente non sarà tossico, potrà al massimo causare nausea o diarrea.

Una integrazione di almeno 3 mesi con integratori di Zinco, previo consulto col vostro medico o farmacista darà come il mirtillo un immediato sollievo dai fastidi. Andrà assunto al pasto, o al pranzo o alla cena, o secondo le indicazioni riportate in etichetta perchè soprattutto in caso di forte carenza la sua assunzione potrebbe causare nausea. Per tale scopo esistono in commercio diversi integratori, magari con anche altri antiossidanti aggiunti, la maggior parte di libera vendita.- Acquistali in farmacia e segui le indicazioni riportate sull'etichetta sempre previo consulto con proprio medico o farmacista.

Lo Zinco, come vedremo piu' avanti ha un ruolo chiave anche nella eliminazione di metalli pesanti dal corpo, come il cadmio, nei casi di forti fumatori o individui esposti a tale inquinante. Lo Zinco infatti per composizione chimica si andrà a sostituire al cadmio in molti tessuti molli dove lo stesso si sarà accumultato negli anni creando tossicità e svariati danni.

Altro utilissimo integratore che potrà accompagnarvi per il raggiungimento del vostro obiettivo è la acetil-L-carnitina. Sempre dopo consulto medico sarà un valido alleato per la motilità degli spermatozoi. Molti accreditati studi medici indicano la acetil-L-carnitina come un valido sussidio per l'aumento della fertilità maschile.-

Sappi inoltre che la Prostata diviene di solito cronicamente infiammata perchè essa sarà intossicata ed avrà perso la sua naturale funzionalità.

Ciò significa che è stata per decenni <u>bombardata da emozioni negative e cibo spazzatura</u> o genenticamente modificato, posizioni e posture errate che la avranno infiammata cosi' seriamente da farci stare male o inficiare il suo corretto funzionamento!

Per l'infiammazione cronica inoltre molti alimenti tenderanno a peggiorare la situazione perchè altereranno seriamente l'equilibrio fisico di tutto il corpo peggiorando lo stato di salute della ghiandola.

Gli alimenti che provocano questa intossicazione sono ahimè proprio quelli di uso comune e che ingeriamo ogni giorno:

Farina raffinata, zucchero, latte, formaggi e latticini , caffè, alcolici, additivi e grassi alimentari come l'onnipresente olio di palma, conservanti e qualche altro alimento sono spesso responsabili delle nostre sofferenze, è cosi'.

Potevi mai immaginarlo? O eri al corrente di ciò?
Non preoccuparti comunque, non ci soffermeremo solo al consiglio della eliminazione temporanea di tali cibi irritanti.

Non verrà detto infatti di abbandonare completamente gli alimenti sopradescritti ma di predisporre il corpo ad una **dolce disintossicazione** per poter così ripristinare il buon funzionamento e di conseguenza il buono stato di salute della prostata per poi reintegrare gradualmente gli elementi eliminati ma che di solito danno soddisfazione a cervello e palato in quanto piacciono.

Perchè è cosi'. Spesso è il cervello che chiama determinati alimenti anche e soprattutto quelli dannosi, non solo la fame o il gusto.

Si sappia inoltre che la Prostata detiene almeno il 60-70 per cento del benessere del maschio. E' spesso per gli uomini una valvola di sfogo di ansie, paure e tutte le emozioni piu' o meno metabolizzata e non dal cervello. Il famoso detto: "*Quando si ha paura si stringe il sedere* " ha una grossa parte di verità.-

Sarà altresì importante, cari aspiranti genitori che la

fase di disintossicazione sia anche accompagnata da **tutti quei comportamenti e situazioni che possano allontanare lo stress e favorire il relax della persona e poi della coppia.**

Allontanate tutto ciò che vi fa star male!!

Ricordate: non ha senso fare gli straordinari per guadagnare 100 € in piu' quando poi se ne dovranno spendere € 70 in medicine.
Meglio rallentare i ritmi anche guadagnando qualcosina meno per poi recuperare in termini della preziosa salute. Si rifletta su questo.
Non ha senso ostinarsi a restare all'interno di un ambiente di lavoro dove ci sono capi e colleghi che ormai non digeriamo piu' quando ogni fine giornata dovremo poi ricorrere ad antiacidi, ansiolitici o antidolorifici per alleviare le nostre sofferenze.
Una bella sferzata di gente positiva e ambienti sereni e stimolanti regaleranno sensazioni di benessere probabilmente ormai scordate.
Pertanto invitiamo i futuri genitori ad una attenta autoanalisi della propria situazione economica e di un possibile cambio di lavoro se quello che abbiamo ci avesse saturato di malesseri!
Ricordarsi che volere è potere!

A proposito di antiacidi, come sopra anticipato: se ne fai uso già da parecchio tempo ti converrebbe cominciare a star lontano da quelli che contengono Alluminio. Come il Mercurio questo è un metallo pesante Neurotossico! Chiedi al tuo farmacista o medico degli antiacidi senza alluminio.

Oltre al potere assorbente nei confronti dell'acidità di stomaco purtroppo tale metallo potrebbe danneggiare seriamente i nostri neuroni predisponendo il cervello a malattie ben piu' gravi.

Secondo ultimi e aggiornati studi sarà meglio tenersi l'acidità di stomaco. Fidatevi!

Ma forse adesso ti starai chiedendo: e perchè è in vendita allora? Perchè i medici o i farmacisti non ci avvisano che l'alluminio alla lunga potrebbe arrecare danni alla persona?

La risposta sarà una e una soltanto:

La consapevolezza illumina!

E' importante conoscere intanto noi stessi per poi decidere se assumere un farmaco o no.

Se seguirai i consigli di questo libro arriverai comunque ad abbandonarli i possibilmente dannosi antiacidi, ma se nel frattempo non ne potrai fare a meno acquistane del tipo che non contengano alluminio.

Dunque, prima di addentrarci ai rimedi veri e propri occorrerà intanto fare una breve autoanalisi per valutare lo stato della persona e le abitudini che accompagnano la stessa.

Si dovrà essere duri in tal senso ma non avere paura di prendere le giuste decisioni.

Prendere provvedimenti in merito sarà <u>ESSENZIALE</u> per la guarigione altrimenti come detto sopra si cureranno soltanto i sintomi ma non si andrà alle cause di una eventuale malattia o di una infiammazione degli organi che ci serviranno al concepimento.

I sintomi, se vi fermate a riflettere, li starete curando da tanto con antibiotici, antinfiammatori e farmaci piu' o meno invasivi, ma se siete arrivati all'acquisto e alla lettura di questo libro suppongo che vi sarete stufati di seguire cure con scarsi risultati, quando poi la vostra vita sarà ugualmente piena di sofferenze, rinunce e privamenti.

Non mollate. Il rimedio esiste...!!!!

Facciamo adesso un piccolo questionario

E faremo come un famoso personaggio televisivo: ci faremo una domanda e ci daremo la risposta, ovvia e drastica purtroppo.

-Fumi ?

Se la risposta è sì ti converrebbe smettere immediatamente!.......E non pensare: "Uffah! Qui *ce n'è un altro che me lo dice"*

Non ha senso fumare per poi andarsi a comprare le medicine per alleviare dolori e fastidi pensando che le sigarette non c'entrino nulla con i disturbi. Non è cosi'.
Le sigarette oltre a fornirci dannosi e mortali metalli pesanti dovuti alla combustione sottraggono acqua al corpo rallentando o addirittura impedendo i naturali processi di disintossicazione e/o guarigione.

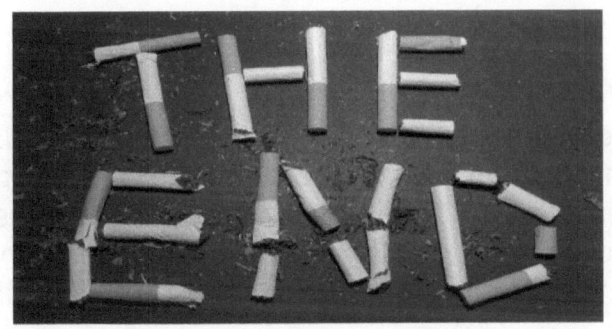

Smetti di fumare! Si puo' te lo assicuro e per giunta dall'oggi al domani. Basterà volerlo. Guarda i tuoi figli o i tuoi familiari piu' cari, se è il caso vai in un'altra stanza e fai un bel pianto di sfogo ma smetti di fumare. Sarà dura solo per i primi giorni, poi corpo , mente e portafoglio ti ringrazieranno.

Risparmieremo di elencare la lista delle malattie che il fumo provoca o le solite foto dei polmoni dei fumatori. Se si sarà curiosi in tal senso basterà cercarle online. Decrementa gradualmente il numero di sigarette giornaliere per poi azzerarle.

<u>Si puo', lo ripeto, basterà volerlo!</u>

La disintossicazione dal tabacco e qualche altra "droga" assunta giornalmente ti farà vedere la vita da un'altra prospettiva che all'inizio spaventerà ma che poi ti farà gioire e ti farà pentire di non avere smesso prima.

Le altre droghe, anche leggere, non le nominiamo neanche. Dovranno essere assolutamente bandite dalle vostre giornate. Esse non verranno neanche tenute in considerazione in un percorso di conapevolezza e guarigione .-

E non avere poi la comune paura: smettendo di

fumare non si avrà continuamente fame e quindi NON si ingrasserà.

La fame, una volta smesso, anzi la <u>si dovrebbe assolutamente assecondare</u> in quanto il fisico del fumatore sarà talmente debilitato e carente di vitamine ed oligoelementi sottratti da questo dannato vizio che davvero si sentirà il bisogno di mettere sotto i denti del cibo ogni 5 minuti. Si ma che cibo?

La risposta è una: **LA FRUTTA.**

Nel periodo della dolce disintossicazione si mangerà anche ogni 20 minuti <u>LA FRUTTA DI STAGIONE CHE PIU' APPETIRA' E CON MENO TRATTAMENTI CHIMICI POSSIBILI.</u>

Ripetiamo, <u>Frutta e che sia di stagione!</u>

Non si cerchino le fragole in dicembre. Saranno piene di additivi dannosi ed in questo periodo il corpo non ne avrà di bisogno infatti la natura nel nostro clima ha scelto altri mesi per la produzione delle fragole.
Preferisci tutto ciò che è di stagione e non coltivato forzosamente in serra.
Nella tabella che si trova alla fine di questo libro potrai controllare il periodo in cui madre natura ci mette a disposizione ciò che mangiare e quindi ciò con cui curarci.
Ippocrate, il padre della medicina diceva: **Fa che il cibo sia la tua cura!**

La frutta all'inizio andrà sempre sbucciata perchè un colon irritato farà fatica a digerire anche le fibre contenute nella buccia ma una volta guariti ci si potrà permettere di mangiare una mela o una pera senza pesticidi colta dall'albero o procurata da un contadino che le coltiverà in modo naturale anche con la buccia. Viene consigliato anzi di mettersi SUBITO alla ricerca di un contadino che abiti piu' vicino alla propria zona di residenza e che possa venderci frutta e verdura con meno trattamenti chimici possibili o preferibilmente senza.

Non verranno alimentate in tal modo le produzioni massive e forzose dell'industria agroalimentare e delle multinazionali e si aiuterà l'ambiente per tornare ad uno stato piu' vicino alla natura.

Ricordi l'incipit?

E non preoccuparti di pagare qualche centesimo o qualche euro al chilo in piu'.
Mai pentirsi di investire sulla salute!

Ma dimmi , ti ricordi l'autonalisi cominciata qualche riga sopra? Bene continuiamo.

-Sei un grosso bevitore di caffè?

Se anche qui la risposta è affermativa ti converrà limitarne l'assunzione o evitarla completamente, altrimenti non potrai mai guarire del tutto.

Anche per questa bevanda fortemente irritante si può te lo assicuro, farà bene eliminarla e si vedrà la vita con un ottica diversa.

Alla fine si ridurrà il caffè ad una vera e propria pausa di godimento tra amici o dopo un buon pasto ma tale bevanda non dovrà essere fonte di dipendenza o una scusa per "renderci piu' svegli". Anche perchè non è cosi'.

Non si conoscono geni forti bevitori di caffè ma gente abitudinaria che crede di non poter vivere senza tale "droga"!

Il caffè è una bevanda intossicante ed altamente acidificante che esacerba disturbi e stati d'animo negativi latenti e non. Risparmiamo il copia ed incolla delle sostanze cancerogene contenute in una tazzina di caffè dovuta alla tostatura alle alte temperature; certo, è dimostrato che in esso ci sono anche delle sostanze antiossidanti addirittura ritenute antitumorali ma i benefici non superano i danni da acidificazione te lo assicuro.

Hai mai notato che l'esigenza di urinare spesso, soprattutto in inverno o i fastidi prostatici aumentano dopo l'assunzione di questa bevanda? Se non lo avessi notato ti invito a stare piu' attento alla prossima tazzina. Il caffè oltre che acidificare è un potente vasocostrittore, accellera la permanenza del cibo nello stomaco sottraendo elementi nutrizionali importanti ed è quindi causa di continui cambiamenti di ph in esso. Porta fame e non di quella sana ma fame di cibi spazzatura e grassi dannosi.

Appunto si usa prendere il caffè dopo il dolce perchè sono i grassi che esso va ad aggredire inducendoci però a ricercarli e interferendo con la normale metabolizzazione dei lipidi. Come il fumo sottrae liquidi al corpo, imprigionandoli in certe zone di esso anziché farli fluire liberamente per trasportare ai reni e fegato le sostanze di scarto. Ecco da dove viene parte della cellulite accumulata in certe parti del corpo. Sono liquidi e lipidi acidi mal metabolizzati che causano gonfiori ed inestetismi. E' anche un dannoso e subdolo ladro di minerali inibendo o rallentanto la giusta assimilazione di ferro e zinco-.

Altra domanda:

-Sei un bevitore di latte o consumatore abituale di latticini? Se la risposta è sì ti converrebbe limitarli drasticamente o eliminarli immediatamente dalla tua alimentazione. Ci si limiti se piace a mangiare una pizza a settimana insieme ai propri cari o agli amici visto che la PIZZA fa parte della cultura italiana e <u>non ci si potrà certo privare di ogni piacere.</u> Sappi però che i latticini sono banditi da ogni protocollo di disintossicazione naturale e sono collegati da molti Naturopati con il cancro alla Prostata. Ultimamente anche il famoso Franco Berrino, oncologo ed epidemiologo di fama mondiale si è espresso in merito non parlando proprio bene di tali alimenti.-

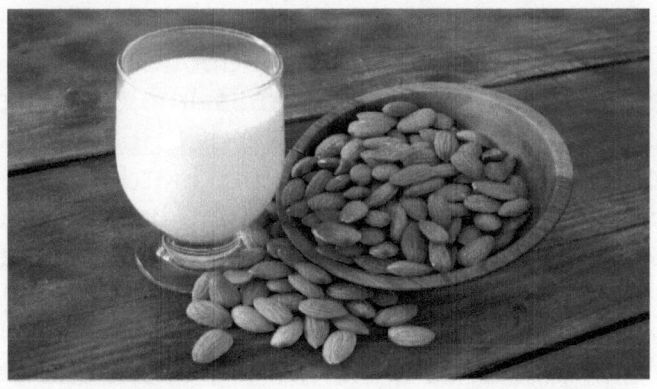

Prostata in difficoltà significa quindi spermatozoi in

difficoltà. Sai che la prima è una ghiandola deputata a produrre il liquido ricco di sostanze atte a nutrire e mantenere forti e in vita i tuoi spermatozoi?

Ogni omotossicologo consultato o gastroenterologo aggiornato ha sconsigliato l'assunzione di latte vaccino formaggi o latticini. Un uomo adulto secondo la omotossicologia non ha piu' gli enzimi per digerirli.
La caseina contenuta in essi inoltre è un potente collante che si attacca alle pareti dello stomaco e del colon impedendo o rallentando i processi di smaltimento e detossificazione naturale del nostro organismo.
Sono proprio i latticini un altro pericoloso "veleno" e nemico della nostra prostata di cui facciamo riferimento all'inizio.

Il latte di mucca commerciale spesso pieno di ormoni (acquistato nei contenitori tetrapack che contengono tra l'altro alluminio, dicono rivestito da una plastica, vedi che sollievo, che ne possa impedire il passaggio nella bevanda) andrà sostituito con latte di mandorla fatto in casa o acquistato di tipo solubile in negozi che vendono alimenti bio o al massimo con latte di riso purchè però entrambi NON ZUCCHERATI!
Non acquistare assolutamente i latti di mandorla commerciali perchè conterranno bassissime concentrazioni di ingrediente primario che è la mandorla per poi essere completati con acqua, zucchero e additivi.
In ultima istanza preferisci di frullare una decina di mandorle fresche ed aggiungerci dell'acqua tiepida per preparare così una bevanda che possa sostituire lo sconsigliato latte vaccino.
Ottima alternativa sarà il latte di Riso o di Soya.

(Quest'ultimo contiene fitosteroli utili per la prostata ma non si dovrà esagerare con l'assunzione).-

"E il calcio come lo assumo?"
Ti starai chiedendo.

Bene, caro lettore esistono decine di alimenti che forniscono calcio biodisponibile, le mandorle ne sono una ottima fonte ad esempio. E che diresti se ti dicessi che una manciata di rucola nell'insalata contiene una rispettabilissima fonte di calcio?
Perciò da oggi non considerare più i latticini come il Dio fornitore di questo utile minerale. La natura ci ha donato degni sostituti e per giunta non di origine animale.

Altra domanda:

-Hai **otturazioni in amalgama all'interno della tua bocca?**

Se si affidati ad un bravo dentista che segua il
protocollo di rimozione protetto
e prendi in seria considerazione il fatto di rimuoverle immediatamente!
Le otturazioni in amalgama sono quelle che presentano la classica colorazione in argento alla vista del dente. Ebbene queste contengono Mercurio, il materiale pù tossico in natura dopo il Plutonio. E' stato dimostrato inoltre da molti studi che il mercurio contenuto nelle otturazioni dentali con amalgame emana vapori tossici ogni giorno anche dopo anni dal suo impianto in bocca e qualunque cosa ne dica il dentista che interpelli in bocca il mercurio non ci deve stare.

Se il tuo dentista non fosse daccordo alla rimozione cambia pure specialista. E' anche dimostrato che il mercurio altera in modo permanente la flora batterica prima della bocca e poi intestinale alimentando funghi patogeni come la Candida Albicans e inibendo la proseperità del microbiota buono. Il corpo in presenza di mercurio lotterà ogni giorno per ripristinare il giusto equilibrio interno ma tale lotta alla lunga potrebbe esaurire il sistema immunitario causando malattie ben piu' gravi che risparmieremo di elencare.

Parte del Mercurio contenuto in un'otturazione in amalgama si è studiato che dopo 10 anni dalla presenza nella bocca del malcapitato si sarà depositato in organi e tessuti molli vicini e lontani come cervello, milza, fegato, reni per finire alla preziosa Prostata.

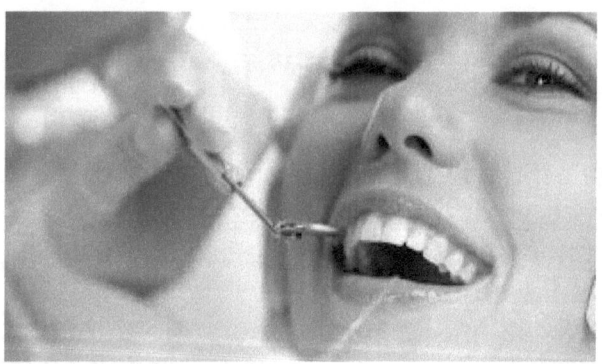

Ricordarsi poi di **Curare Sempre e Massimamente l'Igiene Orale.**
E' per tale scopo non servirà il dentifricio o il colluttorio. Lo sapevi?
Ebbene, la prima regola fondamentale, sentita e

risentita è sempre quella di lavare bene i denti , da un minimo di 3 volte al giorno, e per un tempo non inferiore ai 4-5 minuti.

Ma siccome al giorno d'oggi, in un mondo che va di fretta, cio' che manca è proprio il tempo cercheremo di ottimizzare le tecniche e gli strumenti per effettuare in maniera impeccabile la pulizia dei denti per massimizzare così l'efficacia del tempo dedicato a tale attività.

Continuiamo dicendo: inutile concentrarsi nell'acquisto del migliore e piu' pubblicizzato dentifricio con il "potere sbiancante piu' magico del momento", il dentifricio, come detto sopra non serve alla pulizia dei denti ma solo ad una relativa lucidatura. E se poi vi invitassimo ad effettuare in rete una ricerca sul tema dentifricio che elenchi tutte le sostanze dannose contenute nel prodotto vi convincereste a non usarlo piu'?

Altra domanda:
-Sei un bevitore di birra? Bene sappi purtroppo che questa bevanda è <u>DELETERIA</u> per la prostata, soprattutto se infiammata, per la presenza di lieviti e sostanze aggiunte che non fanno bene alla ghiandola. Permettiti qualche volta qualche buon bicchiere di vino rosso ai pasti per accompagnare del buon cibo. Lo ribadiamo, che sia Rosso.

Tuttavia se abitualmente bevi alcolici ti consiglio vivamente, al momento, di abbandonare aperitivi, cocktail e quanto di altro contenga alcool. Anche tale sostanza è purtroppo nemica della fertilità. Salvo un bicchiere di buon vino rosso permesso durante qualche cena intima con la partener o in qualche occasione particolare l'acool andrebbe bandito dalla dieta.

Un altro consiglio da seguire che darà una grossa mano alla Disintossicazione generale sarà quello di cambiare tipo di Bagnoschiuma e Shampoo presenti nei nostri bagni.
Non scegliamoli piu' in base al profumo o alla pubblicità vista in tv, ma in base all'assenza di parabeni, derivati del petrolio ed altre sostanze poco naturali che penetrando nella pelle durante la doccia o il bagno potrebbero alla lunga danneggiare lo stato di salute del corpo.

Si ma cosi' non vivi piu' ti starai chiedendo...

Bene, caro amico/a al giorno d'oggi, a differenza degli anni in cui sono vissuti i nostri nonni che sfornavano anche 7-8 figli, siamo talmente bombardati da ogni tipo di inquinamento (atmosferico, acustico, da onde radio) che risparmiare al corpo un po' di aggressivi chimici laddove ve ne sia la possibilità non farà altro che donare respiro alla nostra salute ed alleviare i nostri disturbi alleggerendo la perenne lotta che il corpo attua contro gli agenti esterni che turbano il meraviglioso equilibrio di cui Madre Natura e Dio ci hanno dotati. Ti invito a riflettere su questo.
E poi tali prodotti naturali non costano così tanto e si aiuta pure l'ambiente.
Adesso ti do un'altra dritta: se sei un assiduo utilizzatore di smartphone e pc fino a notte tarda sappi che queste sono attività "succhia risorse" per il tuo corpo.
Stare al pc o allo smartphone per giornate intere, anche per lavoro sarà un'attività che priverà il tuo corpo di talmente tanti nutrienti essenziali che davvero esso slitterà la produzione di spermatozoi ad

altri momenti più "nutriti" e rilassati, visto che prima di sfornare altri soldatini penserà a ristabilire l'equilibrio interno che stress e iper lavoro turbano. Perciò caro ometto, prima di sborsare migliaia di euro per una fecondazione assistita che magari potrebbe non servire per concepire un figlio e che sicuramente ti farà perdere parecchia fiducia in te stesso sarà meglio limitare al massimo tutte le attività "succhia risorse" e dare il via libera a weekend benessere e vacanze rilassanti insieme alla tua lei, seguendo ovviamente sempre alcune regole alimentari e non che abbiamo esposto fin'ora e continueremo ad esporre di seguito.

Evita inoltre assolutamente sia tu che la tua donna di frequentare piscine con acque clorate ma saranno da preferire quelle trattate con acque saline o meglio termali.
Il cloro contenuto nelle acque delle piscine oltre ad essere un potente disinfettante ha un forte potere acidificante. E fidati che una prostata infiammata ha già fin troppo da combattere contro l'acidifcazione tissutale!
Vogliamo ribadire inoltre che se hai l'abitudine di fare igiene intima ad ogni evacuazione o ogni volta che urini sarà bene abbandonare tale errata abitudine.
Come spiegano i professori alla prime lezioni di igiene all'università, l'giene intima andrà curata solo 2 volte al giorno, al mattino e alla sera prima di dormire e ovviamente dopo i rapporti (non nel caso della donna se cerca una gravidanza).

Bene, una volta superata la fase diciamo conoscitiva della persona e delle sue abitudini e stato di salute e integrità fisica andiamo adesso a passare in rassegna altri:

Consigli veri e propri utili per cominciare intanto a "coccolare" il nostro Colon la cui guarigione è legata al benessere della Prostata e all'equilibrio generale

Non verranno consigliate terapie mediche e per giunta invasive come idrocolon terapia e non ci soffermeremo sul colore e consistenza delle feci di chi soffre di colon irritabile o presunta prostatite.
Sappiamo tutti che tipo di evacuazioni accompagnano chi non si trova in perfetto equilibrio psicofisico.
Anche se verranno elencati dei semplici prodotti di libera vendita ti consiglio di interpellare sempre il tuo Medico di fiducia o il tuo farmacista di riferimento prima dell'assunzione.

Inoltre ci preme sottolineare che **la Disintossicazione potrebbe smascherare numerose patologie latenti e non** per cui i vari cambiamenti nel corpo andranno osservati scrupolosamente e riferiti al medico di riferimento se riconosciuti come parecchio "strani".

Ah, se l'avessi dimenticato ti ricordo come detto sopra cosi' da ribadirne l'importanza di eliminare subito le sigarette e gradualmente il caffè dalle tue abitudini passando per quest'ultimo da piu' tazzine al giorno ad una per poi passare magari al decaffeinato (ma solo quelli ottenuti con metodi naturali) per poi abolirlo completamente.

Si vive benissimo senza caffè te lo assicuro.

La scelta del decaffeinato è inoltre molto importante e ti invito al bar a richiedere questa tipologia di caffè.- Ripeto, che sia decaffeinato naturalmente, solo quindi con anidride carbonica e non con acidi chimici vari.

Se possedessi invece una macchinetta a cialde acquista in qualunque supermercato le confezioni dei suddetti caffè. Vedrai che su ognuno sta scritta la frase

"DECAFFEINATO CON METODO NATURALE".

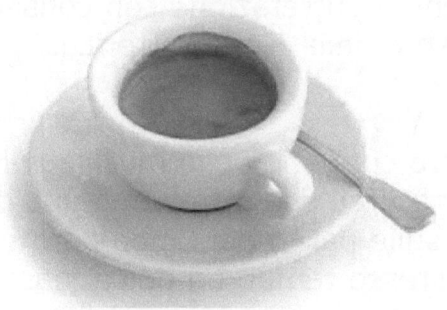

Torniamo ai Consigli:

Il primo alimento (perchè di Alimenti si parlerà e non

di farmaci) che come detto sopra accarezzerà il colon in caso di grave infiammazione e farà una sana pulizia di tutto l'intestino è la polvere di PSYLLIUM , acquistabile on line o presso una qualunque farmacia o erboristeria con poco piu' di €10 .

Non ha controindicazioni ed ha un sapore gradevole.

Andrà presa nella dose di un cucchiaino due volte al giorno lontano dai pasti almeno per 10 giorni o secondo posologia indicata sulla confezione. Andrà messa tale polvere in un bicchiere prima vuoto e poi riempito con acqua per metà, girato velocemente ed ingerito poi con molta altra acqua.
Tale alimento, il psillium possiede la magnifica proprietà di gonfiare nello stomaco per oltre 25 volte il suo volume, ma non si sentirà nulla , non preoccuparti, con il sorprendente effetto di accarezzare il colon rilassandolo e trascinando via frammenti di cibo presenti magari da parecchi anni in loco e che sicuramente scatenano dannosissimi fenomeni di putrefazione con conseguente alterazione pemanente della Flora Batterica.

Il Psyllio contiene delle mucillagini e fibre non tanto "dure" naturali che attraverso una delicata patina che scende sulle pareti del Colon permette la dolce pulizia e nello stesso tempo un dolce massaggio delle pareti stesse donando immediato sollievo e benessere.
Tale prodotto è contenuto spesso in alcuni integratori di fibre e fermenti ma si consiglia l'assunzione puro per un'azione piu' profonda ed efficace.

Ecco da dove provengono i mal di pancia a volte

lancinanti.

Il nostro colon è talmente tirato dallo stress ed infiammato dai residui di cibo non completamente digeriti e che imputridiscono nelle intercapedini cosi' da darci quei dolori acuti tali da rovinarci le giornate o farci scappare per il bagno.

I malesseri che accompagnano **la Prostatite** sono riconducibili infatti alla presenza, oltre che all'infiammazione, di **Batteri Patogeni** che prolificano a dismisura prima nel Colon e poi nei pressi della ghiandola infettandola e dando vita ai dolori e manifestazioni di stomaco come le scariche di diarrea. La diarrea infatti, come vi confermerà il vostro Medico è la conseguenza di una presenza nello stomaco di una **Flora Batterica** alterata da microrganismi patogeni che il corpo combatte in quanto al suo interno <u>non</u> li vorrebbe, ed è appunto con la diarrea che se ne vorrebbe liberare.

Il nostro Sistema Immunitario pertanto durante un'infiammazione cronica lotterà ogni giorno per ripristinare lo stato di equilibrio ormai perso. In questo periodo si sarà appunto e di conseguenza vittime di **Astenia** (forte stanchezza) perchè il corpo sarà molto impegnato nella lotta contro i Batteri Nocivi e nello smaltimento di tossine e Radicali Liberi causati dall'infiammazione/infezione.

Per questo si consiglia di assecondare assolutamente il Normale Riposo Fisiologico evitando al corpo altri dispendi di energia oltre quelli in atto.

Dormite di almeno sette-otto ore a notte, pennichelle dopo pranzo di almeno dieci minuti sono altre corrette abitudini e stili di vita da adottare <u>necessari per la guarigione.</u>

Non domandarsi perchè non si guarisce se si dorme poco di notte. Si avranno i normali bioritmi alterati e cio' fa male alla salute.

Una attenta analisi pertanto del proprio stile di vita e prendere corretti provvedimenti in merito saranno <u>fondamentali</u> per perseguire il processo di guargione con risultati vincenti.

Non pensate di guarire se vi svegliate spesso di notte e perchè affetti da questa inspiegabile insonnia vi siedete al pc e fumate innumerevoli sigarette. Se di notte non dormite una causa ci sarà sempre!

Avrete consumato un pasto pesante magari assunto troppi alcolici, avrete preso caffè, cola o altre bevande eccitanti. Avrete consumato cibo contenente cacao o cioccolato, o peggio avrete dei pensieri, ansie o preoccupazioni che non vi lasciano la tranquillità.

Bene è ora di cambiare!! Perseverare in una condizione sbagliata sarà diabolico.-

<u>Si dovrà mirare al ritorno quindi ad uno stato più vicino alla natura, dove si saranno abbandonate le "droghe", si mangerà poco, si consumeranno alimenti sani e la notte si dormirà!</u>

<u>Arrivano le crisi di guarigione, le leggi di Hering</u>

Tra essi: astenia, nervosismo, mal di pancia, pruriti, cefalea, diarrea , tremori, formicolii, dolori ossei e articolari, eruzioni cutanee , febbre, cattivo umore o alito, gonfiore ai linfonodi etc.

Si consiglia di non assumere medicine se non per pregresse patologie e di informare il medico dei cambiamenti nello stile di vita ed alimentare che si sono apportati.

Se vorrete investire dei soldi potrete consultare un bravo omotossicologo.

Un corpo che si disintossica come vi confermerà mette in moto incredibili meccanismi di **AUTOGUARIGIONE** che potranno all'inizio far star male ma poi regalare una vita di benessere.

Sarà altresì importante in questo periodo riposarsi il piu' possibile ed assecondare i naturali bioritmi: il sonno, la fame saziata con cibo buono o la voglia di riposo o di relax, anche questi saranno da ritenersi gli alleati del benessere. Bevete tanta acqua e spesso magari proveninente da una fonte sicura o quella disintossicante di cui parleremo in seguito.

Lunghe passeggiate all'aperto poi con salutari esposizioni al sole o sedute di yoga non dovranno mancare durante tutto il periodo anzi ti consiglio di non farle mancare per tutta la tua vita. Una prostata potrà essere infiammata anche perchè congestionata da una vita sedentaria e assenza totale di esercizio fisico.

Spendiamo due parole per Lo yoga. Questa è una disciplina orientale che cura corpo e mente: educa alla corretta postura e alla corretta respirazione. Insegna ad eseguire posizioni che disinfiammano anche e soprattutto gli organi interni.

Cerca nella tua città o in città vicine una palestra che

offra le lezioni e seguile per qualche mese. Vedrai che ti piacerà. Una volta imparate bene le posizioni potrai farle anche in autonomia magari all'aperto.

Non soffermarti alle apparenze di quelle strane posizioni assunte dagli yogisti. Sono delle posizioni studiate e sperimentate da millenni dai nostri antenati con assoluti effetti benefici e positivi sulla salute di corpo e mente.

Lo Yoga è una disciplina che apporterà autocontrollo, benessere e relax alla persona che lo esegue e soprattutto, nel nostro caso a Prostata e Colon.

<u>Se il tempo a disposizione come sempre è poco trovatelo! La sedentarietà è nemica del benessere. Anche fare le scale di casa a piedi sarà un ottimo esercizio che aiuterà in mancanza di tempo per iscriversi in palestra o muoversi.</u>

Se siete invece sportivi sfegatatati e assidui frequentatori di palestre, anche 3-4 volte la settimana ceùonverrà cominciare a rallentare i ritmi o fermarvi del tutto.

Il troppo allenamento sopratutto se troppo intenso fa male alla salute. Esistono i malesseri da sovrallenamento che causano più danni della vita sedentaria: sollevamento pesi estremo, corse di più di 50 minuti, sessioni di cyclette di ore ed ore, non faranno altro che "far tirare ancora di più i nervi attaccati allo stomaco" e i troppi sforzi saranno <u>dannosissimi per la prostata.</u> Pertanto cui la regola dovrà essere: leggero esercizio fisico concedendo al corpo il tempo per il giusto recupero.

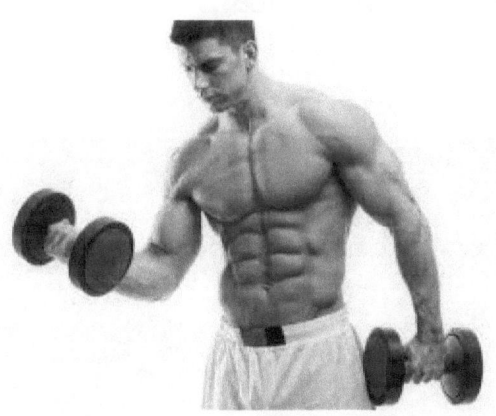

Se siete poi frequentatori di piscine la cui acqua sarà trattata con il cloro, vi consigliamo vivamente di cambiare sport. Il cloro è l'ingrediente principale della candeggina, potente disinfettante ed antifungino ma altamente acidificante e dannosissimo per pelle e mucose.

Non domandatevi perchè non guarite o siete diventati sensibilissimi agli odori o ai detergenti. Il vostro corpo sarà abbondantemente acidifcato dal cloro. Cambiate pure sport o trovatevi una piscina la cui acqua sia trattata con sale o altri metodi naturali. In estate invece via liberà a rilassanti nuotate in mare aperto, in zone poco inquinate ovviamente!

L'attività fisica andrà eseguita quindi in maniera costante ma leggera. Non fissatevi con gli allenamenti, se qualche volta vi andrà di saltarli fate pure. Il riposo e il recupero fisico andranno, lo ripetiamo, assolutamente assecondati. Di fondamentale importanza sarà inoltre l'idratazione durante e dopo lo sport. Sane e frequenti bevute di acqua naturale e non di succhi o integratori con coloranti chimici potranno aiutare le cellule del corpo a ben riequilibrare i liquidi persi con l'attività fisica.

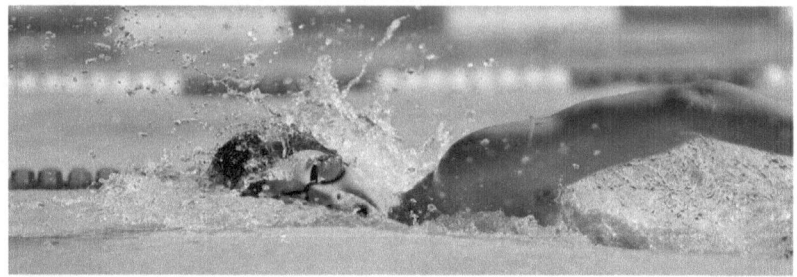

A proposito di Relax.

Ora riflettiamo un istante su un bel quadretto semi-domestico: se chiedessimo ad un amico o conoscente felice possessore di un acquario, si avete capito bene, quei contenitori in vetro dove nuotano colorati pesciolini di vario tipo, anche tropicali, che cosa ci trovi di bello nel coltivare questo hobby, a volte anche dispendioso, vi sarà risposto che spesso impiega anche ore a fissare quel piccolo ed indipendente mondo subacqueo affascinante e rilassante.
Non so se lo avete mai provato, ma fissare un acquario popolato da colorati e simpatici pesci anche per 5 minuti regalerà sensazioni di tranquillità uniche e che per un po' ci staccheranno dalla frenesia e dalle preoccupazioni che spadroneggiano all'interno delle nostre giornate.

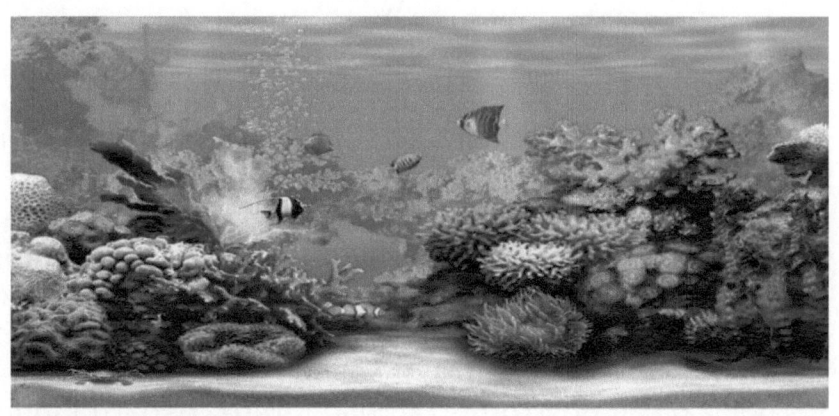

Bene, la parola d'ordine è proprio questa: Relax!

Occorrerà cambiare stile di vita. Coltivate un hobby solo vostro, che nessuno possa sottrarvi e che possa regalarvi momenti in cui possiate sentire che i nervi attaccati allo stomaco vi diano una tregua perchè stanchi anch'essi di tirare.

Coltivare un orto, ad esempio anche in casa, ultimi studi riferiscono addirittura che questa attività, insieme al bricolage sia legata ad una maggiore longevità.

Auto-produrrete così alimenti di prima necessità sani e genuini. Siete sicuri di non esserne capaci o che non sia alla vostra portata? Certamente no. Chiunque potrà cimentarsi in questa utile, rilassante e benefica attività apportante numerosi vantaggi alla persona che lo cura sia fisici che psichici. Non serviranno terreni sconfinati, discendenze da contadini, lauree in agronomia o chissà quali attrezzi ma solo astuzia, pazienza e tanta passione. Oltre a rilassare la mente dallo stress e tensioni accumulate durante le giornate si avranno altri vantaggi: muoversi e risparmiare sulla spesa.

Se si possiede un ampio giardino intanto sarà molto conveniente piantare degli alberelli da frutto anzichè impiegare il proprio tempo a tosare l'erba per farci arrivare i complimenti dai vicini. Sarà importante per noi e per il nostro portafoglio infatti, risparmiando quindi parecchio sulla spesa: secondo la zona climatica si potranno acquistare e poi piantare degli alberelli per autoprodurre i frutti che piu' si consumano in famiglia e che piu' si adattano all'ambiente in cui dovranno crescere.

Volere è potere quindi! Oggi stesso potrete decidere da soli o insieme ai propri cari quali e quanti alberelli piantare o sistemare sul balcone e che piu' si adattano al vostro clima. Un alberello di pere, mele, olive, arance o limoni niente sarà piu' bello a vedere e curare, costano non piu' di 10 euro ciascuno. E se volete improvvisarvi vivaisti potrete prendere un piccolo ramoscello verde del vostro albero preferito in un giardino o terreno dove questo sia presente e procedere alla moltiplicazione per talea. Basterà tagliare in senso trasversale una protuberanza di ramoscello giovane e non attaccata da parassiti e metterla in acqua per almeno 5 cm in un vaso di vetro finchè non farà le radici. Poi potrete trapiantarlo nella terra. Queste magnifiche creazioni della natura ci potranno accompagnare nelle nostre giornate e deliziarci con la loro vista e i loro frutti senza concimi o trattamenti chimici.

Coltivare delle piante in giardino o anche in balcone infatti, lo ripetiamo, è una magnifica attività alleata del benessere e del relax e che sarà di completamento al percorso di guargione intrapreso.
Lo stare ad osservare una pianta o meglio curarla (vedi ad esempio i bonsai) è una attività molto sana e rilassante per corpo e mente.

Ricordate l'avvicinamento ad uno stato **prossimo alla natura** che abbiamo menzionato sopra?

Suonare uno strumento. Se avete sempre avuto questo desiderio e non lo avete mai realizzato perchè non cominciare? C'è sempre tempo per realizzare ciò cui si aspira.

IL TEMPO PER SE STESSI PERTANTO ANDRA' TROVATO ANCHE SE SI CREDE DI NON AVERNE. NE VALE LA PROPRIA SALUTE!

Andiamo adesso all'alimentazione ma prima chiariamo un importantissimo concetto che riguarda tutti i tessuti soggetti ad infiammazione.

Una prostata cronicamente infiammata oltre ad avere una flora batterica locale permanentemente alterata, sarà purtroppo spesso infestata da un fungo simbiotico che normalmente vive all'interno di tutti noi ed in condizioni normali è assolutamente innoquo.

La candida albicans

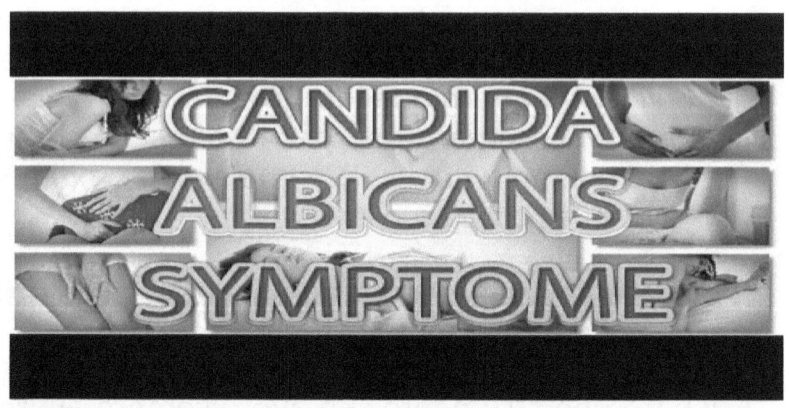

Essa oltre a vivere al nostro interno si troverà, come confermato da numerosi studi maggiormente in tutti gli organi infiammati/infettati perchè è una naturale difesa che il corpo invia in loco per proteggersi da danni ben piu' gravi dovuti alla infiammazione.
Ebbene per i soggetti normalmente stressati e affetti da prostatite e conseguentemente da Colon con alterata permeabilità intestinale la candida sarà purtroppo cresciuta a dismisura portando problemi e disturbi vari perchè dall'intestino essa sarà capace di scendere fino al retto e di conseguenza alla prostata. La candidosi è un problema piu' vasto di quanto immaginiamo perchè ormai lo stress padroneggia sulle giornate di ognuno.

Va chiarito, soprattutto per le donne, che il fungo NON VA CURATO DALL'ESTERNO con lavande o altri intrugli vari ma dall'interno curando alimentazione, evitando l'acidosi ed aiutando la flora batterica buona. Non estendiamo il discorso sulla candida perchè ci sarebbe da scrivere interi trattati. E' un affascinante quanto dannoso abitante dell'organismo umano. A tal proposito è importante sottolineare che per non alimentare ulteriormente tale fungo presente, ribadiamo in quantità eccessiva, in un colon infiammato e quindi nella Prostata, andranno evitati assolutamente i fenomeni di fermentazione intestinale e tutti i cibi che nutriranno tale parassita. Ciò sarà possibile con il giusto abbinamento di alimenti, di cui a seguire se ne parlerà ampliamente ed evitando soprattutto di stendersi subito dopo mangiato in posizione orizzontale soprattutto se il pasto è stato abbondante. Questi ultimi vanno comunque assolutamente evitati. Alzarsi da tavola sempre con un po' di fame. Questa un'altra regola fondamentale.

Come detto sopra quindi la candida cresce a dismisura e diventa fuori controllo in un organismo stressato, per cui rallentate i ritmi di vita, sarà meglio per raggiungere l'obiettivo perseguito.
Per liberarci poi del parassita cresciuto in eccesso nel nostro pancino, e fidatevi che ne avrete di colonie all'interno, andranno all'inizio e per un po' eliminati piu' possibile i lieviti e tutti gli alimenti che li contengono. Preparatevi per qualche mese del pane semintegrale senza lievito né di birra né del tipo chimico. Evitate birra e alcolici in generale tranne qualche bicchiere di buon vino rosso ogni tanto se vi piace e meglio se non trattato con solfiti. Non comprate il pane integrale dal fornaio perchè spesso aggiungono lo strutto nell'impasto. Provate a chiedere ad un panettiere e solo se assente procedete all'acquisto.

Due sono inoltre i rimedi naturali ed efficacissimi che

madre natura ci mette a disposizione quando il fungo della candida sarà cresciuto a livelli anormali. Potrete usarli da subito, l'effetto sarà immediato: l'aglio ed i semi di pompelmo. Entrambi i rimedi è consigliato usarli separatamente perciò se si vuole accellereare il processo di debellamento della candida dando una mano al sistema immunitario si aggiungerà ad ogni primo piatto durante il pranzo uno spicchio d'aglio crudo e semi schiacciato. Per i semi di pompelmo andranno invece assunti in capsule al pranzo e alla cena e secondo indicazioni del medico o del farmacista.

Sappi inoltre che la candida quando muore rilascia piu' di 80 tipi di tossine diverse che potranno dare svariati disturbi e mandare decisamente giu' il vostro umore. Se seguirete la disintossicazione comunque, piano piano il fungo tornerà a livelli controllabili dal nostro sistema immunitario, tuttavia durante la "morte" di queste colonie vi potrebbero essere numerosi fenomeni inerenti le crisi di guargione. Invito a tal proposito a rileggere qualche paragrafo sopra.

Per eliminare naturalmente queste tossine prodotte dalla morte della candida ci verrà incontro se piacesse del buon peperoncino secco biologico. Lo si potrà aggiungere a qualche pietanza con cui si sposa bene, qualunque cosa se ne dica a bassi dosaggi il peperoncino rinfresca lo stomaco apportando numerosi effetti benefici. Ha inoltre la preziosa proprietà di aiutare il sistema linfatico a smaltire velocemente le tossine prodotte dalla candida. Ma ricordiamo di non eccedere nel consumo perchè di contro il peperoncino con la sua capsaicina è considerato un alimento irritante e dannoso per la prostata se assunto ovviamente in alte dosi e per lungo tempo.

La Candidosi sistemica è diretta conseguenza e quindi strettamente legata al dannoso fenomeno di **permeabilità intestinale** di cui si è discusso all'inizio ricordate?

Per agire anche su tale fronte, dopo aver conultato un medico nutrizionista o gastroenterologo cui potete chiedere parere, potrete utilizzare un ottimo integratore di libera vendita a base di un aminoacido non essenziale che si pensa possa contribuire al rifacimento delle pareti di un colon danneggiato e a nutrire la Prostata infiammata: la Glutammina, un aminoacido, che studi aggiornati dimostrano essere valido coadiuvante per colon e Prostata debilitata. Un'integrazione con questo aminoacido sempre previo consulto medico potrà dare, intanto più forza e vigore in caso siate vittima di astenia: è usato infatti per tale scopo anche dagli sportivi e bodybuilder e poi potrà contribuire mattone dopo mattone al ripristino e buon funzionamento del colon danneggiato da anni di stress e cibo spazzatura.
Ormai penso abbiate inteso che Colon infiammato e Prostatite batterica e non siano causa ed effetto l'uno dell'altra.
Immaginate ora voi stessi e il vostro colon e la vostra Prostata che si ricostituiscono e si riparano ogni volta che assumete glutammina cellula dopo cellula.
Anche il pensiero positivo aiuterà il naturale processo fisiologico di riparazione. Ne abbiamo già parlato all'inizio. La mente comanda le azioni del corpo, sia quelle motorie che non. La suggestione non è utopia!
L'integrazione con Glutammina comunque andrà fatta solo dopo psyllium, ed eventualmente zinco, quando già la infiammazione acuta sta piano piano regredendo.

Perciò nervi saldi e tenete duro! Continua la lettura che i consigli e le vibrazioni positive che ti aspettano non finiscono qui.

****

La Flora Batterica o Microbiota, questa indispensabile "Sconosciuta"

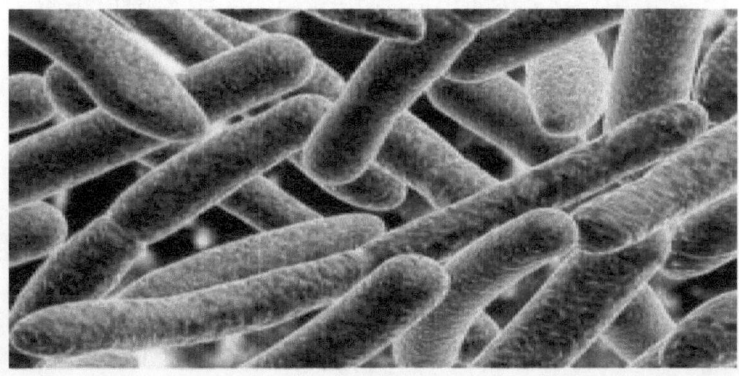

Sicuramente ne avrai sentito parlare piu' e piu' volte e conoscerai il nome di diversi tipi di fermenti lattici o probiotici piu' o meno funzionanti che il tuo medico o farmacista ti avrà consigliato ma magari parecchio dispendiosi, anche se non tutti i medici credono nell'importanza dei fermenti probiotici.
Bene quelli che descriveremo in questo libro sono **quelli offriranno maggiori benefici all'organismo umano** a prescindere dall'azienda che li produca.
Parlane sempre e comunque con il tuo medico prima dell'assunzione anche se come vedrai molti di essi sono gli stessi batteri buoni contenuti nel comune Yogurt.
Ma intanto chiariamo un importante e affscinante

concetto:

Cos'è il Microbiota umano

Particolarmente attenzionato oggi dalla medicina naturale, dal greco micròs (piccolo) e bìos (vita), si intende per microbiota l'insieme di tutti quei microorganismi che vivono in armonia con il corpo umano. Si potrebbe interpretare esso come una piccolissima comunità, "una microvita" che ci accompagna e ci supporta sin dalla nascita. Si stima che il microbiota è composto da un numero di batteri di gran lunga superiore al numero delle cellule umane. Per quanto si possa definire "piccolo e quindi micro", va detto però che secondo alcune ricerche si parla di 10 trilioni di cellule umane contro 100 trilioni di cellule batteriche localizzate principalmente nell'apparato digerente e nel colon, con 4 milioni di tipi diversi di batteri.

Il peso stesso dei batteri intestinali è piuttosto notevole, per questo esso è considerato un vero e proprio organo del corpo. Secondo alcuni studi, in una persona che pesa mediamente 70 chili, il peso dei relativi batteri equivale a circa 1 chilo e mezzo.

In passato ma spesso anche oggi il microbiota veniva e viene chiamato con il termine più comune di *flora batterica intestinale* perché i batteri, erano considerati come le piante, da qui il concetto di "flora" intestinale. Come le piante, anche i batteri infatti vengono classificati in base all'habitat, alimentazione e grado di velenosità.

Questi due esseri viventi, ovvero il nostro corpo, e i

colonizzatori (batteri che compongono il microbiota) convivono di solito in sintonia per ottenere dei vantaggi reciproci. A dirla semplice, il corpo, cioè l'organismo pluricellulare che li ospita procura loro una casa e del cibo; il microbiota, cioè l'ospite ricambia producendo o aiutando nella sintesi di vitamine utili alla vita come per esempio la vitamina K, fondamentale questa per la corretta coagulazione del sangue, e la vitamina B12 o **Cobalamina**, fondamentale perchè contribuisce alla buona salute del sistema nervoso e intervenendo nella creazione della guaina mielinica che avvolge i nervi.

Se forte e ben impiantato, il microbiota oltre a fornire questi utili nutrimenti espleterà numerose altre funzioni vitali: impedirà ad esempio la crescita di microrganismi non utili per il corpo. Mediante i suoi processi digestivi eliminerà infatti quello che non riusciamo a digerire del tutto. Esso interviene anche nel metabolismo degli acidi biliari, garantirà così l'integrità alla mucosa intestinale impedendo la permeabilità della stessa, metabolizzerà e demolirà veleni e radicali liberi e manterrà in buona forma tutto il sistema immunitario.

Affascinante vero?

Nella realtà, il rapporto tra microbiota e sistema immunitario umano è molto più complesso: i due sistemi sono praticamente ottimi e pacifici coinquilini. Come risaputo gran parte del nostro sistema immunitario (circa l'80 per cento) è situato proprio nell'intestino. E' qui infatti che si trova la più alta concentrazione di funghi (la candida ad esempio), lieviti, virus, batteri, e altri organismi unicellulari che il sistema immunitario ha il compito fondamentale di tenere a bada eliminando tutto ciò che potrebbe rappresentare una minaccia o un pericolo per l'organismo umano.

Secondo poi la **Teoria dell'olobionte** (insieme di organismi in simbiosi tra loro), i batteri che formano il microbiota umano **hanno inoltre la capacità di produrre sostanze chimiche che inducono nell'uomo comportamenti utili** sia al batterio sia al microbiota stesso, diciamo che si scambiano favori vicendevoli per il bene comune. I batteri, come detto sopra sono circa 10 volte più numerosi delle cellule che costituiscono il corpo umano e possiedono un patrimonio genetico molto più ricco e antico del nostro, per questo secondo ultimissime ricerche si potrebbe presumere che **molti dei nostri comportamenti, atteggiamenti emotivi e condizionamenti alimentari siano indotti da questi ultimi, proprio così, dai batteri che si trovano al nostro interno**.

Per molti ricercatori così il microbiota influenza direttamente la nostra qualità di vita, i pensieri, le nostre abitudini alimentari, il nostro metabolismo. Per questo motivo è importante curare e nutrire bene il microbiota evitando il suo danneggiamento attraverso l'utilizzo di antibiotici, germicidi, cibo con conservanti, eccessiva pulizia e una cattiva alimentazione. Inoltre si è scoperto che i batteri (sia simbionti che non) saranno in grado di influenzare la mente attraverso sostanze che inviano al Sistema Nervoso Centrale. Quindi in virtù di quanto fin'ora affermato si può dire a buona ragione che l'influenza del microbiota nella nostra vita abbia certamente parecchio peso.

"L'intestino è il secondo cervello dell'essere umano"

Nell'intestino ha sede il sistema nervoso enterico che è formato da cento milioni di neuroni: esso trasmette le proprie emozioni e "sensazioni viscerali" proprio tramite la rete di neuroni e permette all'organismo di svolgere la digestione ed altre funzioni complesse senza che il cervello intervenga direttamente.
Secondo la scienza e secoli di ricerche si sa già che i segnali provenienti dalle diverse parti del corpo vengono inviati al cervello e poi eleborati dalle sue aree specifiche. A livello fisico, cervello e intestino sono collegati dall'affascinante **nervo vago**: esso parte dal midollo allungato e arriva fino allo stomaco.
Cervello e intestino si trovano abbastanza lontani l'uno dall'altro e hanno di conseguenza anche una collocazione diversa ma molti recenti e uno dei primi studi (2013) che riportano gli effetti benefici di una terapia intestinale sul cervello confermano che:

"SE L'INTESTINO E' IN SALUTE, ANCHE IL CERVELLO LO SARA' E NOI SAREMO DI CONSEGUENZA PIU' FELICI"

Come fare a sapere se al tuo interno possiedi un microbiota integro, ben colonizzato da batteri buoni e che ti possa permettere il corretto espetamento delle tue normali funzioni fisiologiche?
Scoprirlo sarà semplicissimo: naturalisti e medici tradizionali concordano sul fatto che un uomo, una

donna o un bambino con un intestino in salute <u>non</u> <u>dovrebbero avere bisogno di tanta carta igienica dopo</u> <u>ogni evacuazione.</u> L'argomento ti sembrerà poco igienico e/o volgare ma se vorrai avere un colon in perfetto equilibrio ti dovrai impegnare ad arrivare nella condizione di non usare carta igienica, o per lo meno usarne pochissima ogni mattina!
Cambiamo adesso per un attimo argomento.

All'inizio abbiamo accennato al fatto che il colon irritabile sia collegato a stati di ansia, stress e/o malesseri psichici della persona. In verità molti medici allopatici non vengono neanche sfiorati da tale pensiero e si limitano a curare l'ansia del paziente con farmaci di sintesi spesso molto invasivi qualora percepiscano disturbi d'ansia nel paziente. Ebbene, non dovrebbe essere così: arrivano infatti le prime ricerche scientifiche che collegano il benessere dell'intestino e del colon a quello psichico della persona.
A confermarlo è uno studio condotto da alcuni ricercatori presso l'Università di Cork in Irlanda. Tale studio ha rilevato un collegamento tra alcuni regolatori dei geni nel cervello (detti microRNA), che giocherebbero in ruolo primario nell'ansia e nelle malattie correlate, e i batteri presenti nell'intestino dell'ospite.

Gli autori della ricerca, pubblicata sulla prestigiosa rivista scientifica *Microbiome*, hanno studiato il comportamento di alcuni topi da laboratorio e hanno scoperto che i microRNA cambiavano radicalmente negli animali liberi da microbi buoni. Questi topi erano tenuti in una bolla sterile e libera da germi e mostravano di norma ansia, deficit nella socialità, nella cognizione e comportamenti simili alla depressione. In particolare, le zone più influenzate negativamente erano l'amidgala, che gestisce le emozioni, e la corteccia prefrontale, legata fra l'altro all'espressione della personalità, all'iniziativa ed alla capacità di prendere delle decisioni. Secondo la scienza tutte e due le aree coinvolte sono chiamate in causa nello sviluppo di ansia e depressione.

I microbi intestinali così sembrano avere un ruolo chiave sui microRNA nell'amigdala e nella corteccia prefrontale secondo Gerard Clarke, tra gli autori dello studio, e ciò è fondamentale perché essi possono influenzare i processi fisiologici necessari per il buon funzionamento del sistema nervoso centrale e delle regioni del cervello (come appunto l'amigdala e la corteccia prefrontale) che sono fortemente implicate nello sviluppo di **ansia e depressione.**

Gli stessi ricercatori dell'Università di Cork in uno studio precedente avevano anche scoperto come i probiotici fossero in grado di ridurre lo stress e migliorare le funzioni mentali, cognitive e la memoria negli umani, oltre a diminuire o far scomparire l'ansia. Si ma quali sono i batteri più utili all'organismo umano?

Il Lactobacillus acidophilus ad esempio. Esso è un batterio Gram-positivo e non sporigeno. È in grado di produrre acido lattico come maggior prodotto della fermentazione del glucosio e sostanze antibiotiche per numerose patologie umane. Ha notevoli effetti benefici per l'uomo, in quanto contrasta la crescita di altri microrganismi patogeni e favorisce l'eliminazione delle tossine prodotte da batteri proteolitici.

È necessario per sintetizzare la vitamina B nel colon

(intestino crasso). Il Lactobacillus acidophilus quindi come gli altri batteri lattici, in generale, sono deputati a tenere sotto controllo i batteri nocivi derivanti dalla pericolosa putrefazione del latte.

Il trattamento termico di pastorizzazione del latte contribuisce ad abbattere la carica microbica di questo batterio. Per questo motivo alcuni produttori aggiungono successivamente preparati probiotici contenenti batteri appartenenti ai generi Bifidobacterium e Lactobacillus al latte, al fine cioè di avere prodotti in grado di apportare effetti benefici al consumatore come il Kefir o prodotti con differenti nomi commerciali di proprietà delle varie aziende.

Conosci già i fermenti lattici, ammesso che il tuo medico o il farmacista di fiducia te li abbia mai consigliati? Bene, da ora in poi saranno i tuoi preziosi alleati durante il percorso di disintossicazione/guarigione.

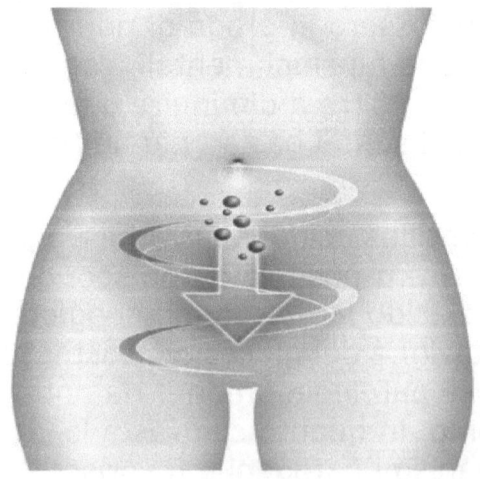

Cerca in farmacia o parafarmacia i fermenti lattici con

la più alta carica di batteri Lactobacillus acidophilus e comincia il ciclo seguendo le indicazioni riportate sulla confezione.

Tali fermenti lattici ci accompagneranno per parecchio tempo durante il periodo di dolce disintossicazione perchè forniranno al nostro Colon infiammato ed **infettato da microrganismi patogeni** delle alte dosi di batteri buoni cosi' da accompagnarlo nel ripristino del normale equilibrio.

Si potranno aumentare le dosi anche a seconda della posologia. Il nostro omotossicologo ci ha consigliato di farlo. Voi chiedete sempre parere al vostro medico anche se come vedete hanno ingredienti assolutamente naturali e non hanno controindicazioni.

Sarà possibile protrarne l'assunzione per oltre 2 mesi per poi sospendere per un mesetto o poco meno e per poi ricominciare un altro ciclo. E' come se mangiassimo 2/3 vasetti di yogurt al giorno ma senza gli effetti dannosi che tale alimento puo' causare dovuto alla presenza del latte vaccino.-

Infatti la nostra esperienza con lo yogurt ci permette di consigliarne **NON PIU' DI DUE VASETTI A SETTIMANA MA CHE SIA DI QUELLO BIANCO MAGRO** e con **FERMENTI LATTICI VIVI**, anche quelli venduti nei discount vanno bene non preoccuparti (vedi sempre e comunque etichetta).

Non vanno acquistati yogurt alla frutta, tu stesso ti accorgerai dalla etichetta della presenza di tutti gli additivi e zucchero aggiunti insieme a quel poco di frutta presente. Se si vorrà rendere piu' gradevole lo yogurt magro si aggiungerà al vasetto un **cucchiaino scarso di ZUCCHERO DI CANNA o meglio di MIELE** (saranno da ora in poi i fedeli sostituti dello **zucchero bianco dannoso**) e qualunque tipo di frutta di stagione tu desideri.

Non c'è marca pubblicizzata in tv che tenga confronto con la prelibatezza che ci prepareremo assolutamente naturale e ad un quinto del costo delle marche piu' pubblicizzate.

Ricorda: se lo pubblicizzano in tv **NON COMPARLO**! Non solo lo yogurt, ma qualunque prodotto propinato dalle multinazionali.

Aiuterai portafoglio e pianeta.

****

Apriamo ora una piccola parentesi che riguarda l'umore: Nella Prostatite, il "protocollo medico-allopatico" prevede spesso la prescrizione di ansiolitici od anche antidepressivi per "aiutare" il paziente che soffre perchè spesso essa è come abbiamo più volte detto causa di ansie o depressione. Questi farmaci daranno anche una mano a risollevare un po' il morale del paziente ma essendo appunto preparati chimici non faranno altro che intossicare ulteriormente il nostro Colon e quindi la nostra Prostata. In questo periodo inoltre, soprattutto eliminando tabacco e caffè (le "droghe" che ci hanno accompagnato per anni) ci si potrà sentire di conseguenza ancora di più giu' di tono.

Ecco che in tal caso verrà in aiuto un alimento solitamente bandito dai protocolli di disintossicazione perchè zuccherato e considerato irritante ma che se assunto con moderazione ogni tanto , soprattutto al mattino al posto del caffè nella dose di uno o due quadratini potrà dare una bella sferzata di positività e una <u>bomba di antiossidanti</u> alle nostre giornate: il Cioccolato Fondente.

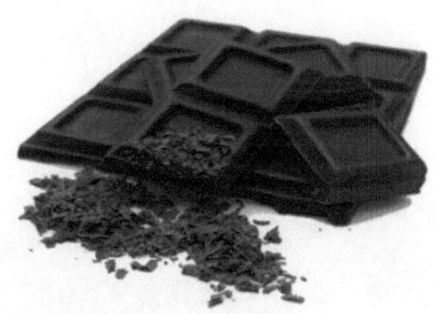

Raccomandiamo che sia con un contenuto in cacao di almeno il 70 % per sfruttarne appieno le proprietà antiossidanti e meglio se biologico e con zucchero di canna. Null'altro aggiunto. Va cercato nei migliori supermercati o
discount.
La bomba di antiossidanti contenuti in quest'ultimo, nella frutta, nel succo di mirtillo ed altri alimenti che consiglieremo fungeranno anche da potenti antinfiammatori per la Prostata Infiammata in modo da bilanciare la mole di radicali liberi prodotti dall'infiammazione cronica.
Forza allora......con questi ottimi alleati Vinceremo!

Tornando a quanto scritto sopra ti ricordo , una volta smesso di fumare (sì, ne parlo proprio come se fosse facile, perchè so che è possibile), rimosso le amalgame e pulito il colon con almeno 10 giorni di polvere di Psyllium andiamo ad elencare la giusta alimentazione che aiuterà ad ottenere il nostro scopo.

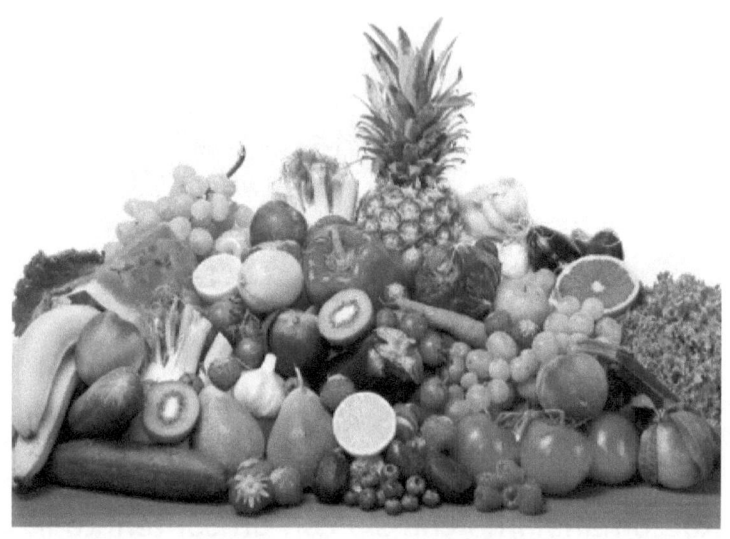

Durante i giorni che accompagneranno la lenta disintossicazione e la guargione l'alimento che ci accompagnerà e sarà onnipresente durante tutto il giorno sarà uno :

La Frutta

Avete capito bene, proprio la frutta sarà complice del benessere e disintossicazione di tutto il corpo e della Prostata.

Sia chiaro. La frutta non ingrassa, la frutta non fa male, la frutta non alza la glicemia, la frutta non gonfia lo stomaco mangiata ovviamente dopo due ore dai pasti principali, la frutta è l'unico alimento che aiuterà la guargione fornendo nutrienti essenziali, benefici ed acqua biologica pura che possa veicolare in tutti i tessuti danneggiati tali nutrienti.

Durante il percorso ad intervalli di mezz'ora circa se si avrà fame si potrà gustare una porzione di qualsiasi frutta piaccia, purchè di stagione . Ben lavata e sbucciata.
Una porzione significa: una mela o una pera, una banana (preferibilmente 2 al giorno ,una al mattino ed una prima di andare a letto), quattro susine, una pesca, un po' di melone bianco o anguria (quest'ultima è una preziosa alleata della prostata perchè il licopene contenuto al suo interno possiede proprietà antinfiammatorie, antitumorali e disintossicanti). Va mangiata un tipo di frutta alla volta e secondo la preferenza e la stagionalità. (In allegato a questo libro si troverà una comoda tabella che elenca i mesi di produzione e quindi quando poter mangiare con tranquillità frutta e verdura prodotta piu' naturalmente senza aiuto di fertilizzanti o concimi chimici).
Parliamo ora di cosa mangiare.
Di seguito non si vuole scrivere una dieta perchè non si dovrà avere in testa l'idea di star seguendo una dieta ma piu' che altro è un

Elenco di **alimenti che ci accompagneranno ai pasti SENZA FARCI STARE MALE.**

Colazione

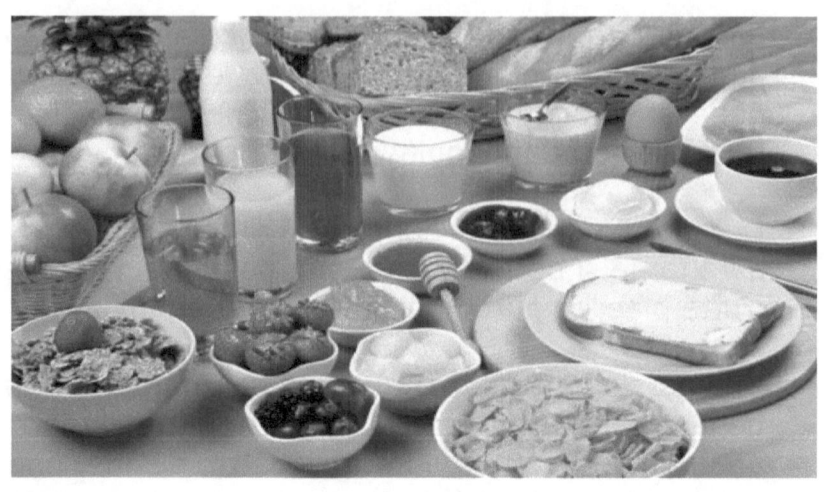

Ti sembrerà una frase detta, sentita e risentita più volte ma la colazione è davvero il pasto più importante della giornata. Una abbondante e sana colazione servita in maniera allegra e curata fornirà al nostro corpo tutti i nutrienti e gli input per prepararsi agli impegni sia fisici che mentali che si affronteranno durante tutta la giornata. Abbandona il classico e magari unico caffè appena alzato per poi attendere il pranzo o la pausa per mangiare, creerai uno squilibrio metabolico importante che comprometterà diversi processi biochimici nel tuo corpo facendolo entrare "in riserva":

"Non ricevo cibo, quindi dovremmo riposare".

Ecco cosa pensa il corpo di chi non fa colazione al mattino. Da qui la spossatezza già ad inizio giornata, il cattivo umore e la mancanza di forze e volontà per affrontare gli impegni.
La colazione al mattino va consumata, completa e bilanciata, altrimenti non guarirai facilmente: questo è

un altro importante tassello da non sottovalutare per intraprendere la strada per la completa guarigione. Qualora secondo te il tempo per fare colazione non lo avessi dovresti puntare la sveglia tanto tempo prima quanto sarà il tempo necessario per abiturati a consumare questo importante pasto!

Appena alzato un bichiere di acqua tiepida con qualche goccia di limone fresco per preparare lo stomaco all'assunzione di cibo e continuare a bere poi almeno altri due bicchieri d'acqua a temperatura ambiente. (Bandire assolutamente cibo e bevande fredde).

Dopo almeno 15 minuti un buon bicchiere di latte di mandorla, avena o riso, o un cetrifugato di frutta con fette biscottate, meglio se integrali o ai cereali o qualche biscotto secco **senza latte, senza uova ed olio di palma** o qualche fetta di pane integrale o ai cereali che si trovano anche al discount ed una frutta fresca o anche secca (mandorle,noci, nocciole). Pensa che si dice che l'ex Presidente americano Obama mangiasse e mangi tutt'ora 9 mandorle al giorno in aggiunta alla sua colazione, e ne ha fatto di strada il ragazzo.......!

Sempre frutta fresca o secca secondo preferenza a seguire dopo qualche ora dalla colazione e ogni mezz'ora fino ad arrivare al pranzo se si avesse fame.

Consiglio: a metà mattina mangia una banana. Fornirà sostanze che favoriscono il <u>buon umore ed energia</u> utili per affrontare gli impegni della giornata.

Pranzo

Un piatto di pasta alternativamente integrale e non o riso , meglio se integrale di max 90 gr. condita con pomodoro fresco se in stagione o salsa in bottiglia purchè cotta per piu' di venti minuti o altro condimento purchè non troppo elaborato o con verdure lessate. Grattuggiare sopra la pasta un po' di radice di zenzero o se non lo si trova utilizzare la spezia in polvere. Possiede grosse proprietà antinfiammatorie ed è un magnifico alleato del benessere del colon e Prostata.

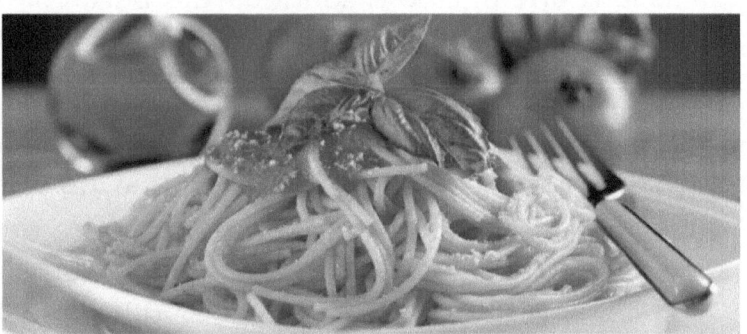

Un contorno abbondante di verdure miste cotte o meglio crude secondo stagionalità (vedi tabella). 4-5 mandorle da sgranocchiare a fine pasto o frullate e cosparse sul primo piatto. Qualche fetta di pane integrale o ai cereali tostato purchè senza latte, strutto o olio di palma. Anche quello confezionato. Basterà acquistarlo nei supermercati leggendo prima l'etichetta. Lasciatelo un po' all'aperto prima di consumarlo , se confezionato , perchè viene trattato con alcool etilico o consumatelo tostato. Mangiate ogni giorno un peperone rosso crudo e privato della buccia, ripeto ogni giorno pranzo e cena.

Merenda

Un vasetto di yogurt con cereali di mais biologico max 2 volte la settimana o una frutta fresca o secca (mandorle o noci) secondo stagionalità e ad intervalli di mezz'ora se si avrà fame fino ad arrivare alla cena.

Cena

Piatto di cereali (preferibilmente farro o kamut o miglio decorticato che non contiene glutine) insieme a verdure secondo stagionalità cotte a mo' di zuppa. Contorno di insalate o verdure varie se si avrà ancora fame. 4-5 mandorle . Carne rossa da evitare assolutamente in fase di infiammazione acuta o limitare ad una volta la settimana sempre con abbondanti verdure di stagione. Pesce una o due volte la settimana con contorno di verdure cotte o meglio crude. Evitare tonno rosso.

Prima di coricarsi una buona frutta , anche una banana , fornirà una ottima dose di potassio che concilierà il sonno o ancora qualche mandorla, preziosa fonte di magnesio alcalinizzante.

Sia a pranzo che a cena o anche a metà mattina o pomeriggio ripetiamo di consumare uno o due peperoni rossi crudi e privati della pelle che li ricopre, meglio se biologici. **Il peperone ha una grossa quantità di vitamina C** e Licopene con proprietà antinfiammatorie. In generale preferire e consumare ogni giorno tutta la frutta e verdura con colore rosso scuro-viola perchè questo colore come detto all'inizio in alimentazione significa magnifico potere antiossidante. Altro valido alimento in caso di Prostata infiammata è la clorofilla. E' naturalmente presente nelle verdure a foglia verde e nelle alghe. Un grande consumo delle prime ai pasti e delle seconde sotto forma di integratori alimentari come la chlorella o la spirulina daranno un altro valido supporto alla preziosa ghiandola.

Via libera a spinaci, broccoli, noci e mandorle come spuntini, tutto rigorosamente crudo e senza pesticidi.

Pane : per i primi giorni farsi preparare dal panettiere o anche in casa con pochi spiccioli del pane ai cereali (preferito) o anche bianco o anche integrale purchè senza lievito e strutto. Preferire pane e pasta prodotti con GRANI ANTICHI. Cercalo nelle piccole botteghe di prodotti biologici. Se lo prepariamo da noi aggiungiamo del sano e biologico olio d'oliva.Per l'olio d'oliva NON SI BADI A SPESE!.

Va acquistato della migliore qualità e meglio se da un contadino che lo produce con la naturale macinatura delle olive.

A riguardo del pane inoltre si faccia attenzione perchè molti panettieri come abbiamo detto sopra utilizzano lo strutto nell'impasto del pane integrale o ai cereali! Lo sapevate ? Bene è dannoso ed è per giunta un grasso animale per cui chiedere sempre e se contenuto desistere dall'acquisto. Altrimenti acquistarne del tipo confezionato al supermercato che non abbia latte o conservanti ma solo del buon olio d'oliva.

Consigliamo comunque di preferire sempre il pane con diversi cereali perchè quello contenente solo farina integrale contiene troppe fibre, che anche se utili possono irritare ulteriormente le pareti del colon infiammando di conseguenza la Prostata.

Ottima alternativa al grano che ormai è tutto

geneticamente modificato e quindi innaturale è il Kamut, finchè non "inquineranno" anche quello.
Dopo aver seguito per qualche periodo questa "dieta" ci si accorgerà da soli di avere una certa repellenza per la carne o qualunque altro elemento intossicante e man mano che il colon e di conseguenza tutto il corpo e anche la Prostata si disintossica cominceranno i processi di autoguargione di cui la natura ci ha dotati con la diminuzione o scomparsa di molti disturbi accusati.
Le evacuazioni diventeranno incredibilmente regolari e con normale consistenza delle feci senza l'aiuto di lassativi anti diarroici o altri intrugli.
Ora verranno elencati degli alimenti che non si trovano in nessuna " dieta" e che chiameremo **I Riempipancia** in caso di attacchi di fame. Una infiammazione qualunque nel corpo, soprattutto se cronica aumenta notevolmente la fame perchè priva di nutrienti essenziali che il corpo utilizza come alleato nella lotta al ripristino. Ingerisci tali alimenti in piccole quantità e sempre a distanza di mezz'ora l'una dall'altro. Tali pause nutrizionali aiuteranno a "carburare" durante l'arco di tutta la giornata : carote crude da sgranocchiare o un cetriolo secondo stagionalità se vi trovate in casa, gallette di riso o mais o farro , gallette di kamut purchè senza lievito e olio di palma, mandorle fresche o secche , cereali korn flakes fatti con mais (da mangiare solo una volta alla settimana) e sale senza null'altro o l'onnipresente frutta secondo stagionalità.

Il succo di mirtillo, che abbiamo menzionato all'inizio quello non zuccherato e possibilmente biologico è un grande alleato del colon,vescica e Prostata. Ha proprietà antiossidanti e quindi antinfiammatorie ed in casi di forte infiammazione serve a dare immediato sollievo . Va bevuto all'inizio tutti i giorni e dopo la fase acuta non piu' di tre volte alla settimana perchè il mirtillo di contro è un acidificante, anche se i benefici superano le controindicazioni. Aggiungiamolo pure ai riempipancia o alla lista di snack da preferire al bar <u>quando siete con gli amici e non sapete cosa consumare</u>.

EVITATE CRAKERS, FETTE BISCOTTATE, MERENDE CONFEZIONATE E BISCOTTI VARI SOPRATTUTTO SE CONTENGONO <u>OLIO DI PALMA E GRASSI IDROGENATI</u>. SONO DANNOSISSIMI ADDITIVI ALIMENTARI ALTAMENTE INTOSSICANTI PER LA PROSTATA E NEMICI DELL'AMBIENTE!!

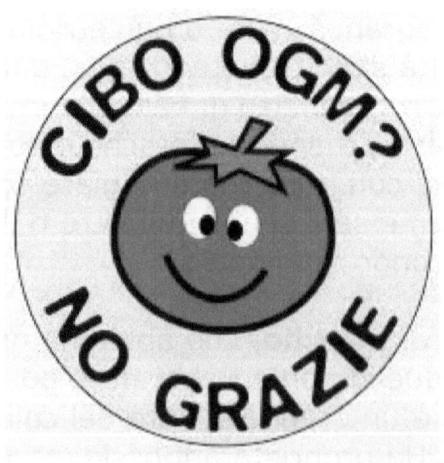

Come visto la lista degli alimenti da ingerire è quantomai vicinissima alla natura anche se a causa delle modificazioni genetiche di grano e mais è sempre mal digerita dal nostro colon ma pur qualcosa si dovrà mangiare ma certamente aiuterà a stare meglio e permetterà ogni tanto qualche capriccio alimentare piu' gustoso ma dannoso una volta disintossicati passata la fase acuta.

L'Acqua

A volte , quando si soffre di colon irritabile e Prostatite anche l'assunzione di semplice acqua soprattutto se fredda puo' dare gonfiore o fastidi allo stomaco.In ogni caso per aiutare il processo di depurazione la tipologia di acqua da assumere sarà la piu' depurativa e con il piu' basso residuo fisso possibile presente in commercio. Tra le acque con queste caratteristiche disponibili in tutta Italia ed a un prezzo alla portata di tutti consigliamo l'acqua con il più basso residuo fisso. Anche se purtroppo tutte le acque in bottiglia sono trattate con additivi e conservanti, altrimenti non potrebbero stare per mesi stipate nelle bottiglie in plastica ovviamente derivata dal petrolio, dobbiamo bere e per giunta tanto! A seconda della zona di residenza si cerchi in alternativa un'acqua che abbia un residuo fisso di massimo 25 mg/l e un Ph di almeno 7.

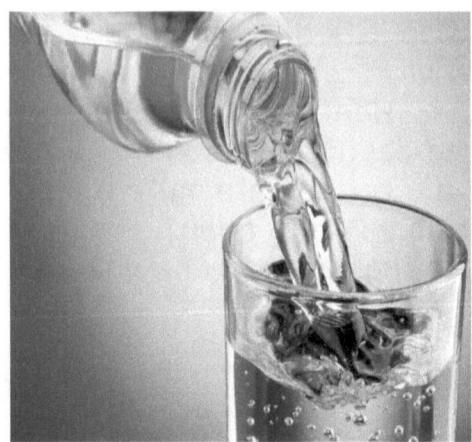

L'acqua va assunta a piccoli sorsi durante tutta la giornata, rigorosamente a temperatura ambiente e assecondando assolutamente la sete anzi sorseggiandola anche se non si avesse lo stimolo di bere.
Ricordarsi che nel colon irritabile vanno bandite le bevande fredde!
Consigliata al mattino a digiuno acqua tiepida con qualche goccia di limone biologico aiuterà a drenare e disintossicare colon,organi emuntori,vescica e Prostata.

Alternativa alle acque con basso residuo fisso o altre con pari caratteristiche ma molto piu' consigliata per portafoglio ed ambiente sarà eventualmente acqua trattata con Il depuratore ad osmosi inversa

Nasciamo alcalini e moriamo acidi

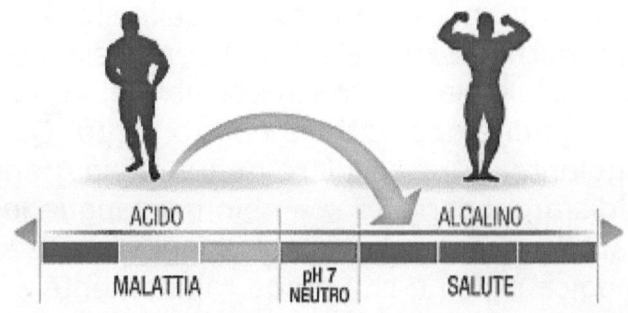

Questo un altro fondamentale percorso da percorrere e che ci aiuterà nel nostro intento di lasciarci la malattia alle spalle.

Normalmente il pH del sangue di una persona sana dovrebbe essere mantenuto entro un certo intervallo compreso solitamente tra 7.35 e 7.45 (leggermente alcalino), così da assicurare il corretto funzionamento dei processi metabolici e il rilascio del giusto quantitativo di ossigeno ai tessuti.

Oggi però, in un ambiente ormai saturo di stress, di

inquinanti atmosferisci e cibi alimentari raffinati e trattati chimicamente noi tendiamo all'acidosi, questo è un dato di fatto, quindi la parola d'ordine dovrà essere soltanto una: <u>Alcalinizzare</u>.

Alcalinizzare il corpo significherà evitare la malattia e vivere più felici nel lulngo termine.

Questo dovrebbe essere un obiettivo di vita cui tutti dovremmo mirare, un obiettivo per raggiungere l'equilibrio psico-fisico necessario per star bene e tenere in salute tutti gli organi.

Secondo la medicina naturale dallo stato di salute della matrice extracellulare dipende sia il benessere delle cellule sia il corretto scambio di informazioni fra i vari organi e apparati del nostro corpo. Quando l'ambiente extra-cellulare non è più in grado di soddisfare il corretto scambio tra sangue leggermente alcalino e tessuti, le cellule diventano una struttura biologica rigida e che tende rapidamente a rallentare le sue funzioni e quindi ad invecchiare, con il conseguente insorgere di svariate malattie e disturbi.

Tra le cause responsabili di un ambiente extra-cellulare ostile, vi è senza dubbio l'alterazione del pH, nel momento in cui passa dall'originale stato di neutro-basicità, quindi leggermente alcalino (intorno a 7.4) a quello acido.

Nasciamo alcalini e moriamo acidi

Ti sembrerà un insulto alla vita o al trascorrere dei nostri anni ma è questo un punto fondamentale che regola il rapporto tra la condizione di Acidosi e l'insorgere di molte patologie, sia nel momento iniziale che durante il vero e proprio decorso.

La malattia è fortemente legata quindi ad un accumulo di acidi nel sangue e nella matrice interstiziale, cioè nello spazio fra cellula e cellula.

Questi solo alcuni dei disturbi cui ci porta la progressiva acidificazione del sangue e quindi dell'organismo:

- stanchezza;
- sovrappeso;
- dolori muscoloscheletrici
- infiammazioni in organi e tessuti;
- fibromialgie;
- ansia;
- depressione;
- cefalee;

Se soffriamo quindi di intestino irritabile, infiammazioni prostatiche o testicolari, intolleranze, allergie, se facciamo i conti ogni giorno con stanchezza cronica, pelle dal colorito spento, gengive infiammate, alito cattivo, candidosi sistemiche o localizzate, dolori articolari, influenze più volte l'anno la prima e più immediata soluzione anziché ricorrere subito ai farmaci potrebbe essere quella di diminuire l'assunzione di cibi acidi dando la precedenza a quelli alcalini.

L'osteoporosi, malattia di cui soffrono molte donne soprattutto, non proviene da una carenza di calcio non giustamente assunto con l'alimentazione ma da una continua e progressiva sottrazione di questo minerale dalle ossa del malato causata da un'eccessiva acidficazione dell'organismo.

Tra i cibi e le bevande alcalinizzanti broccoli, tutti i tipi di cavolo, spinaci, insalate, patate, germogli, barbabietole, cetrioli. Frutta preferibilmente matura come avocado, banane, anguria, papaya, mango, cereali quali miglio, amaranto, quinoa, segale, grano saraceno. Erbe aromatiche fresche, <u>mandorle,</u> oli vegetali vergini soprattutto se spremuti a freddo, acqua minerale, tisane.

Questi quindi gli alimenti e le bevande da preferire in presenza di qualunque malattia, al fine di favorire il ritorno del sangue alla leggera alcalosi cui dovrebbe rimanere.

Per mantenere quindi uno stato di salute nel lungo termine, e prevenire e contrastare malattie anche gravi e stress, è importante, lo ripetiamo alcalinizzare i tessuti e soprattutto fare esercizi che migliorino la respirazione con il conseguente apporto di ossigeno e il circolo sanguigno. Dovresti pertanto, come diremo più volte in questo libro abbandonare tutti gli atteggiamenti negativi ed arricchire la tua vita con tutto ciò che ti fa stare bene, come fare sport leggeri, nuotare in mare aperto, fare yoga, meditare ma anche ballare e divertirti in generale. Mastica inoltre durante i pasti con calma, senza stare al cellulare o pensare a quello che farai o mangerai dopo. Una bella e sana chiacchierata con i commensali, <u>come si faceva una volta</u> o rivangare, se si è soli pensieri e ricordi positivi sarà un utile e ulteriore passo verso il benessere di corpo e mente.

E poi, evita il più possibile gli ambienti chiusi, cerca di

vivere di più all'aria aperta e non inquinata, fai lunghe passeggiate nei parchi, goditi la natura immergendoti in essa o arricchendo gli spazi in cui vivi con piante sempreverdi, fiori e tutto ciò di naturale che madre terra ci ha donato.

"DEVI RISPETTARE LA NATURA E TORNARE AD UNO STATO PIU' VICINA AD ESSA PER GUARIRE"

Cibi e Prebiotici e Immunomodulanti

Questo è un concetto che ovviamente molti medici non ci spiegano perchè altrimenti dovrebbero accertarsi che l'interlocutore possegga almeno le basi di un'affascinante branca della medicina che è **L'immunologia.**
In questa sede ci soffermeremo , usando termini poco specifici, sulla certezza che un organo o una qualunque parte del corpo che si infiamma subisce dei processi che coinvolgono parecchie cellule immunitarie specializzate con una conseguente disarmonia dei naturali processi di cui la natura ci ha dotati.

In altre parole ad aiutare il nostro colon intossicato e la nostra Prostata infiammata arriveranno cellule immunitarie che alla lunga possono riconoscere come normale questa fase di infiammazione cronica per cui l'organo alla fine non funzionerà piu' normalmente e per come la natura lo ha predisposto. Questo

riconoscimento come normale inoltre dell'infiammazione cronica potrebbe portare i nostri anticorpi ad attaccare altri organi del corpo e dar luogo ad altre malattie ben piu' serie.
Le cosiddette malattie autoimmuni.

In aiuto a questo grosso problema che può essere l'autoimmunità per chi soffre di colon irritabile e Prostatite arriveranno un alimento ed un integratore, perchè solo di alimenti e integratori abbiamo parlato in questo libro , che fungeranno da immuno-modulanti per il nostro sistema e daranno una bella regolata ai nostri anticorpi magari un po' confusi dal caos dell'infiammazione.

Il primo integratore utilissimo con un **portentoso effetto immunomodulante è il Saccharomices boulardii.** Cercane in farmacia o parafarmacia un prodotto che ne contenga almeno **5 mld per capsula.** Ne esistono di diverse marche e costano non più di 10 euro.
Il Saccharomices boulardii è il naturale antagonista della candida albicans che è il fungo di cui abbiamo parlato sopra è che è sempre presente in un organo infiammato. Come detto ripetiamo che, se tenuta sotto controllo dal
sistema immunitario la candida non da problemi ma in assenza di antagonisti che la combattano ed in caso di sistema immunitario compromesso essa potrà crescere a dismisura creando parecchi problemi **SERI DI SALUTE!**

Tali integrtori avranno un effetto disinfiammante e disintossicante per il colon con il piu' importante effetto immunomodulante apportato

dal Saccharomices boulardii 5 mld UFC.
Ribadiamo di chiedere parere sempre al proprio
medico prima dell'assunzione di un semplice
integratore, anche se di libera vendita.

Dulcis in fundo aggiungiamo al nostro primo piatto a
pranzo sotto forma di polvere alimentare il poco
famoso qui ma non altrove :

Il fungo Shiitake

Un fungo dalle proprietà portentose in tutte le
patologie che riguardano il colon e non. E' considerato
un fungo medicinale qui e soprattutto in Cina, ma
tranquilli non occorre prescrizione medica, è un
semplice alimento-integratore. Non ha un sapore
pesante anzi gradevolissimo esaltando il gusto del
piatto su cui si spolvererà nella dose di un cucchiaino
raso a pranzo.
Con gli altri funghi medicinali lo shiitake condividide le
proprietà immunostimolanti - immunomodulanti: i suoi
componenti agiscono riequilibrando e rafforzando
l'attività del sistema immunitario. In particolare, dallo
shiitake è stato isolato il lentinano, un betaglucano
(carboidrato ad alto peso molecolare, costituito
dall'aggregazione di zuccheri semplici), in grado di
sollecitare i macrofagi, i linfociti T e le cellule Natural
Killer, ovvero quei tipi di globuli bianchi deputati a
riconoscere e distruggere elementi potenzialmente
dannosi per l'organismo. Ha inoltre effetto prebiotico,
cioè promuove nell'intestino la formazione di una flora
batterica "buona" quindi composta dai batteri benefici
che aiutano i normali processi fisiologici del colon.

Credeteci, non esiste nulla in natura o composto artificialmente che possa equiparare gli effetti immunomodulanti e benefici dei funghi medicinali. La micoterapia è una utile alleata del benessere.

Lo Shiitake si nutre di fermenti lattici buoni come l'acidophilus contenuto nei sopracitati Fructalac, per cui l'assunzione di tali integratori simultaneamente darà una botta di vita al colon.
La fama che questo fungo si sta conquistando anche in Occidente è legata anche alle ricerche sullo shiitake che hanno documentato che i principi attivi dello shiitake, migliorando la risposta immune, possono essere un complemento naturale alle terapie tradizionali contro il cancro.

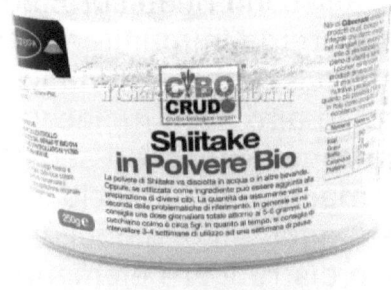

In particolare, risale al 2002 uno studio che dimostra come il lentinano agevoli
la regressione del cancro al colon. Sperimentazioni ancora più recenti (2009) collegano la sua somministrazione a un'aumentata sopravvivenza di pazienti affetti da neoplasie gastriche e tumore del pancreas in stadio avanzato. E' inoltre apprezzabile la concomitante riduzione degli effetti collaterali delle cure chemioterapiche.
È originario del Giappone, della Cina, della penisola Coreana e di altre zone dell'Asia orientale ed èmolto ricercato per i suoi effetti terapeutici e di **Rinforzo delle difese immunitarie**. Nell'antica corte reale giapponese è stato utilizzato come un alimento afrodisiaco. Soprattutto i maschietti che stanno leggendo questo ebook si aspettino insieme alla partner importanti cambiamenti in meglio nei rapporti intimi!

L'utilizzo dello shiitake come integratore, alle dosi raccomandate in micoterapia, è sicuro, ben tollerato e compatibile con altri trattamenti. Solo il consumo prolungato e massiccio del fungo, in rari casi, può dar luogo a effetti collaterali quali fenomeni di fotosensibilizzazione, dermatiti e disturbi gastrointestinali. Assicuratevi, comunque, che anche le capsule provengano da colture biologiche rigorosamente controllate. Noi lo abbiamo consumato per mesi in polvere spolverandolo su un bel risotto allo zafferano o su un bel piatto di pasta al pomodoro. Donerà un po' di gusto oltre all'effetto immunomodulante.

Le controindicazioni dello shiitake riguardano, come per gli altri funghi medicinali, i soggetti allergici ai funghi e coloro che hanno subito un trapianto d'organo.

Come sempre il buon senso aiuterà chi lo assume.Si farà la prova con un pizzico di polvere sulla pasta per poi aumentare gradualmente la dose ad un cucchiaino raso. Ovviamente ci potranno essere importanti cambiamenti nello stato psicofisico dell'assuntore ma non per gli effetti collaterali di tale alimento ma per le crisi di guargione di cui si è parlato sopra. Lo Shiitake si abbina benissimo ai fermenti lattici contenuti nei fructalac anzi ne completa l'effetto. Potrebbe scontrarsi un po' con i Simbioti can per cui consigliamo l'assunzione dello shiitake dopo aver fatto un ciclo di almeno 20 gg dei primi alle dosi sopra menzionate.

L'assunzione dello SHIITAKE può protrarsi anche per piu' di un mese. Ogni medico esperto in micoterapia da noi interpellato ci ha ribadito che l'effetto dei funghi medicinali cessa quando si smette l'assunzione.

Crediamo comunque che una volta che il corpo e soprattutto il colon si è ben disintossicato vi dirà lui stesso se sente il bisogno di questo alimento o no che potrà essere assunto in maniera ciclica.

Il fungo Shiitake sarà difficile trovarlo nel mercato fisico. Si potrà acquistare online o richiederlo al proprio farmacista o erborista di fiducia.

In accoppiamento allo Shiitake potrà usarsi un altro fungo integratore con portentose proprietà per Prostata ed organi urinari: il Polyporus. Cicli di 10 giorni ogni tre mesi di questo altro affascinante alleato del benessere che la natura ci regala daranno un altro contributo alla Prostata infiammata facendovi prendere via via coscienza dello stato antecedente in cui ci si trovava e della ambita guarigione. Lo si assumerà alla sera prima di andare a letto perchè coadiuvante della naturale disintossicazione messa in atto dal corpo durante la notte. Anche questo potente energizzante sessuale ed amico di tutto il sistema uro-genitale.

Conclusioni

Come si è visto, il percorso esposto in questo libro è brevissimo dal punto di vista dell'assunzione di integratori o alimenti amici, cosa che non sarebbe un estenuante percorso di fecondazione assistita. Tali cicli infatti non dureranno piu' di 3-4 mesi. Ma se riflettete, anche gli antibiotici che fin'ora avete assunto se consigliati dai medici hanno alterato almeno per tre mesi la vostra funzione riproduttiva. Invece l'educazione alimentare, l'igienismo e gli stili di vita che porteranno alla dolce disintossicazione e successiva guarigione di cui si è parlato ci dovrebbe accompagnare per tutta la vita. Una volta intrapreso il percorso vedrete che le vostre normali funzioni biologiche si ripristineranno naturalmente e tutto il corpo andrà in equilibrio. A volte passeranno dei mesi, forse qualche anno ma ciò sarà complementare alla "guarigione".

Ciò non significherà tuttavia privarsi ogni tanto, ma solo dopo essersi un po' disintossicati , di una abbondante e goliardica cena con amici dove magari si esagererà con cibi fritti o bevande alcoliche ma arrivare a limitare queste
sregolatezze a mere occasioni che proprio piacciono o che non si potrà rifiutare. Ricordiamo che la birra in

caso di prostatite acuta scombussolerà per parecchi giorni la ghiandola per cui tra gli alcolici preferire sempre, se piace, un buon bicchiere di vino rosso alla birra.

<u>L'indomani però sarà un altro giorno leggero e disintossicante!</u>

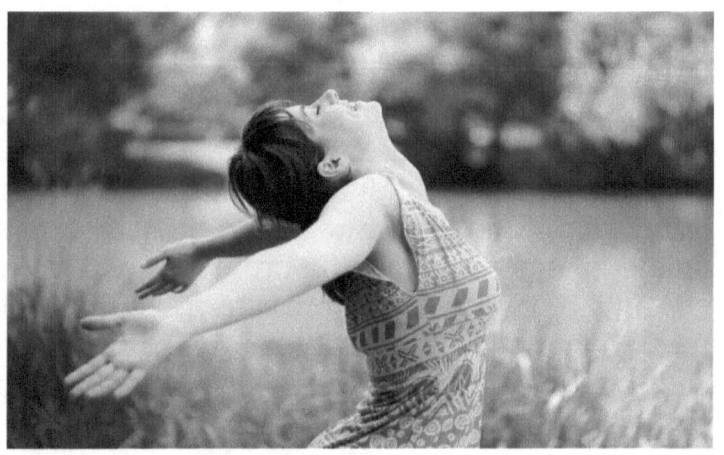

Speriamo, anzi siamo sicuri di esservi stati d'aiuto ed aver contribuito a raggiungere il vostro scopo ed alleviato o fatto sparire del tutto fastidi e paure che magari vi hanno accompagnato per mesi e per cui i medici vi hanno allargato le braccia indirizzandovi velocemente e senza troppe spiegazioni o preamboli alla fecondazione artificiale assistita. Certamente avremo elevato il vostro grado di consapevolezza e fatto luce su molti retroscena dell'infertilità. E se ancora non avete raggiunto lo scopo continuate a disintossicarvi e seguire i consigli alimentari sopra esposti, ci vorrà del tempo ma sarà possibile guarire e ripristinare lo stato di salute e corretto funzionamento del corpo e dell'intero sistema riproduttivo. Questo è sicuro! Ricordiamo di non tralasciare mai il parere del medico, ma di affiancare eventualmente alle terapie mediche, solo se necessarie i consigli naturali ivi descritti, se le prime avessero dato segni utili alla guargione. In caso contrario cambiate strategia.

Infine voglio dirti: Tu hai acquistato questo libro perchè convinto/a per il cambiamento, perchè sei stato pronto/a ad abbandonare lo stato precedente che ti ha accompagnato, perchè hai scelto di cambiare strategia ed elevare il tuo livello di consapevolezza.

Indirizza semplicemente l'uomo che credi soffra di Prostatite o la coppia che abbia problemi di concepimento alla via della consapevolezza e alla guarigione invitandoli ad acquistare questo libro. Una volta letto l'incipit, solo se saranno pronti decideranno di leggerlo per intero. Qualora passassero oltre e non faranno neanche il passo di acquistarlo significa che non sarà ancora arrivato il loro momento. Il momento di guarire e abbandonare il loro stato ma continueranno a sopravvivere in un precario equilibrio di falso star bene.

A VOI IL GROSSO AUGURIO CHE IL DESTINO POSSA DONARVI IL FIGLIO CHE CERCATE A CORONAMENTO DEL SOGNO DELLA COPPIA E DAVVERO UNA FELICE, LUNGA E BUONA VITA DI CUORE!!

Grazie per l'attenzione

Cordialmente

SALUTE E BENESSERE

"Il corpo grida quello che la bocca tace. La malattia è un conflitto tra la personalità e l'anima. Molte volte… Il raffreddore "cola" quando il corpo non piange… Il dolore di gola "tampona" quando non è possibile comunicare le afflizioni. Lo stomaco "arde" quando le rabbie non riescono ad uscire. Il diabete "invade" quando la solitudine duole. Il corpo "ingrassa" quando l'insoddisfazione stringe. Il mal di testa "deprime" quando i dubbi aumentano. Il cuore "allenta" quando il senso della vita sembra finire. Il petto "stringe" quando l'orgoglio schiavizza. La pressione "sale" quando la paura imprigiona. La nevrosi "paralizza" quando il bambino interno tiranneggia. La febbre "scalda" quando le difese sfruttano le frontiere dell'immunità. Le ginocchia "dolgono" quando il tuo orgoglio non si piega. Il cancro "ammazza" quando ti stanchi di vivere. La malattia non è cattiva, ti avvisa che stai sbagliando cammino……………"

(CIT. Alejandro Jodorowsky.)

STAGIONALITA' FRUTTA E VERDURA

TABELLA
Gennaio Arance, Kiwi, Mandaranci, Mandarini, Mele, Pere
Bietole, Broccoli, Carciofi, Cardi, Carote, Cavolfiori, Cavoli, Cicorie, Cime
di Rapa, Finocchi, Patate, Porri, Radicchio, Sedani, Spinaci
Febbraio Arance, Kiwi, Mandaranci, Mandarini, Mele, Pere
Bietole, Broccoli, Carciofi, Cardi, Carote, Cavolfiori, Cavoli, Cicorie, Cime
di Rapa, Finocchi, Patate, Porri, Radicchio, Sedani, Spinaci
Marzo Arance, Kiwi, Mandarini, Mele, Pere
Asparagi, Bietole, Broccoli, Carciofi, Carote, Cavolfiori, Cavoli, Cicorie,
Cipolline, Finocchi, Insalate, Patate, Porri, radicchio, Sedani, Spinaci
Aprile Arance, Fragole, Kiwi, Mele, Pere

Asparagi, Bietole, Carciofi, Carote, Cavolfiori, Cavoli, Cicorie, Cipolline,
Finocchi, Insalate, Patate, Porri, Radicchio, Ravanelli, Rucola, Sedani,
Spinaci, Zucchine
Maggio Arance, Ciliegie, Fragole, Mele
Asparagi, Bietole, Carote, Cavoli, Cicorie, Cipolline, Fagiolini, Fave,
Finocchi, Insalate, Patate, Piselli, Pomodori, Radicchio, Ravanelli,
Rucola, Sedani, Spinaci, Zucchine
Giugno Albicocche, Ciliegie, Fragole, Pesche, Susine
Asparagi, Bietole, Carciofi, Carote, Cavoli, Cetrioli, Cicorie, Fagiolini,
Fave, Insalate, Melanzane, Patate, Peperoni, Piselli, Pomodori,
Radicchio, Ravanelli, Rucola, Sedani, Zucchine
Luglio
Albicocche, Angurie, Ciliegie, Fichi, Fragole, Lamponi, Meloni, Pere,
Pesche, Susine
Bietole, Carote, Cavoli, Cetrioli, Cicorie, Fagiolini, Fave, Insalate,
Melanzane, Patate, Peperoni, Pomodori, Radicchio, Ravanelli, Rucola,
Sedani, Zucchine

Agosto
Angurie, Fichi, Fragole, Lamponi, Mele, Meloni, Pere, Pesche, Susine,
Uva
Bietole, Carote, Cavoli, Cetrioli, Cicorie, Fagiolini, Insalate, Melanzane,
Patate, Peperoni, Pomodori, Radicchio, Ravanelli, Rucola, Sedani,
Zucchine
Settembre Fichi, Mele, Meloni, Pere, Pesche, Susine, Uva
Bietole, Carote, Cavoli, Cetrioli, Cicorie, Fagiolini, Insalate, Melanzane,
Patate, Peperoni, Pomodori, Porri, Radicchio, Ravanelli, Sedani, Spinaci,
Zucchine
Ottobre Cachi, Castagne, Mele, Pere, Uva
Bietole, Broccoli, Carciofi, Carote, Cavolfiori, Cavoli, Cicorie, Finocchi,
Insalate, Patate, Porri, Radicchio, Ravanelli, Sedani, Spinaci, Zucchine
Novembre Arance, Cachi, Kiwi, Mandaranci, Mandarini, Mele, Pere
Bietole, Broccoli, Carciofi, Cardi, Carote, Cavolfiori, Cavoli, Cicorie,
Finocchi, Insalate, Patate, Porri, Radicchio, Sedani, Spinaci, Zucchine

Dicembre
Arance, Kiwi, Mandaranci, Mandarini, Mele, Pere
Bietole, Broccoli, Carciofi, Cardi, Carote, Cavolfiori, Cavoli, Cicorie, Cime
di Rapa, Finocchi, Insalate, Patate, Porri, Radicchio, Sedani, Spinaci

Indice generale

E non perderti online :

<u>Investire in Borsa piccole Somme e Guadagnare: La guida chiara e diretta per i neofiti e non del settore</u>

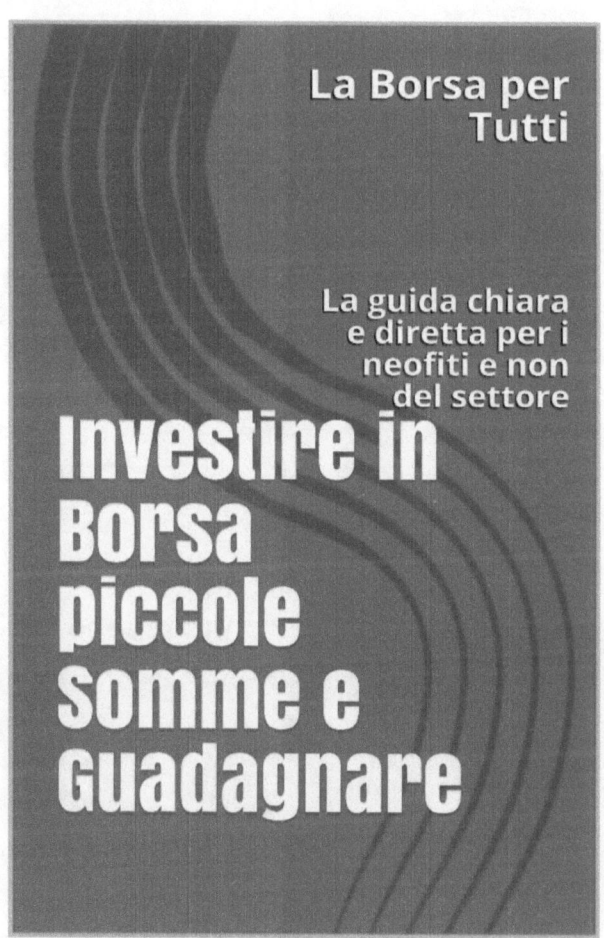

DESCRIZIONE DELL'AUTORE :

Abbiamo concentrato in una piccolissima guida senza troppi tecnicismi tutto ciò che c'è da sapere per investire in borsa in completa autonomia piccole o grandi somme e guadagnare fin da subito. Consigliato a tutti e per chi si avvicina per la prima volta al settore, questo è il momento giusto, molti titoli sono deprezzati e/o subiscono grosse fluttuazioni di prezzo anche in un solo giorno!

Solo un pc o uno smartphone a disposizione e comodamente dal tuo divano potrai agire autonomamente e senza sostenere costi alcuni se non investire i tuoi soldi.

Per utenti dai 18 ai 100 anni desiderosi di cambiare vita. Perchè perdersi in manuali di centinaia di pagine che ti bombarderanno di informazioni confondendoti le idee sottraendo tempo ai potenziali guadagni?

Eccoti chiare ed immediate indicazioni in un piccolo libro di successo per cominciare a muoverti oggi stesso nel mondo degli investimenti bancari di qualsiasi mercato e guadagnare.

"Bisogna avere sempre il coraggio di osare, solo così la vita potrà essere una continua innovazione." (G. D'oria)

Disclaimer

Questo scritto non vuole fare diagnosi né sostituirsi al parere del medico o farmacista, che <u>vanno sempre interpellati prima dell'assunzione di anche un blando integratore di libera vendita</u>. Quanto ivi riportato ha una mera funzione divulgativa e non intende rappresentare una guida per l'automedicazione. Non siamo medici e non ci assumiamo responsabilità in merito ad un uso improprio dei consigli sopra descritti che, anche se naturali vanno assolutamente

adattati secondo la tollerabilità del singolo. I suggerimenti e i consigli riportati nel libro mirano esclusivamente a favorire migliori abitudini alimentari e comportamentali perseguendo uno stile di vita sano e salutare. Molte patologie e alcuni stati fisiologici richiedono però l'intervento diretto di un professionista, e la collaborazione del medico curante.

E' inoltre sempre opportuno il parere del medico prima di intraprendere cambiamenti sostanziali nelle abitudini quotidiane.